老年病的汉方诊疗

〔日〕岩崎钢 著

金光亮 译

戴毅 校

全国百佳图书出版单位

中国中医药出版社

·北京·

U0289444

Essence of Kampo Medicine for geriatrics

Author: Iwasaki Koh

Copyright Iwasaki Koh

Simplified Chinese translation rights reserved by China Traditional Chinese Medicine Press Co., Ltd. in 2024

中文简体字版权专有权属中国中医药出版社所有

北京市版权局著作权登记

图字：01-2024-5890 号

图书在版编目（CIP）数据

老年病的汉方诊疗 / （日）岩崎钢著；金光亮译 .

北京：中国中医药出版社，2024. 12.（2025.4 重印）

ISBN 978-7-5132-7855-3

Ⅰ . R259.92

中国国家版本馆 CIP 数据核字第 2024GU3998 号

中国中医药出版社出版

北京经济技术开发区科创十三街 31 号院二区 8 号楼

邮政编码　100176

传真　010-64405721

河北品睿印刷有限公司印刷

各地新华书店经销

开本 880×1230　1/32　印张 4.75　字数 99 千字

2024 年 12 月第 1 版　2025 年 4 月第 2 次印刷

书号　ISBN 978 - 7 - 5132 - 7855 - 3

定价　29.80 元

网址　www.cptcm.com

服 务 热 线　010-64405510

购 书 热 线　010-89535836

维 权 打 假　010-64405753

微信服务号　zgzyycbs

微商城网址　https://kdt.im/LIdUGr

官 方 微 博　http://e.weibo.com/cptcm

天猫旗舰店网址　https://zgzyycbs.tmall.com

如有印装质量问题请与本社出版部联系（010-64405510）

版权专有　侵权必究

中文版出版寄语

亲爱的中国读者：

　　承蒙北京中医药大学金光亮教授的努力，这本《老年病的汉方诊疗》得以翻译成中文，在中国出版了。

　　在日本，没有西医师与中医师之分，所有医师均可使用中药（汉方药）。在我成为医师的 40 年前，汉方药和中药还被认为是如奇怪"咒语"一样的东西。但是现在，90% 以上的日本医师都开始使用汉方药了。然而，大部分医师是在不了解汉方医学、中医学的情况下使用汉方药的。对日本的医师而言，葛根汤就是感冒药，六君子汤就是胃肠药，抑肝散只是精神安定剂。但这种认识是错误的。葛根汤不是阿司匹林，抑肝散也不是地西泮。我写这本书，就是为了让那些"未学汉方医学和中医学而想轻松使用中药的西医师"能够轻松阅读，并能够简单理解汉方医学和中医学。日本的医师认为"汉方药虽很方便，但汉方医学和中医学却很难理解"，所以我尽量写得浅显易懂。鲁迅先生是我的母校东北大学医学部前身仙台医学专门学校的伟大前辈，本书就像是在鲁迅先生的作品《孔乙己》中出现的咸亨酒店里，一边喝着绍兴酒一边向朋友倾诉一样写就的。

我的这本书，金光亮教授翻译得非常出色。几位中国友人看后都赞许地说："多么有格调的中文啊！"金光亮教授是北京中医药大学研究《黄帝内经》的著名教授，所写文章自然也就格调高雅。但是，希望读者可以像在咸亨酒店中就着茴香豆小酌绍兴酒那样轻松愉快地阅读。

岩崎钢

2023 年 8 月

译者的话

2022年8月，即将结束外派工作准备回国之际，日本兵库医科大学教授、老友戴毅，向我推荐了一本日本汉方著作，希望合作翻译成中文。据了解，此书当时正在修订再版之中，所以交给我的是几年前初版的样书和修订版的电子书稿。初步阅读书稿，并与作者岩崎钢、老友戴毅协商后决定，由我负责翻译和出版协调工作，由戴毅负责校对，共同努力将本书介绍给国内读者。2023年4月，本书通过了出版社的选题申报，正式开始翻译工作。2023年暑假期间，收到本书作者寄来的新出修订版样书，随即对翻译初稿进行了全面修改，经戴毅教授校对，并由作者岩崎钢教授审阅后定稿。

本书作者岩崎钢教授，毕业于日本东北大学医学部，又获老年内科专业医学博士学位，长期从事老年病的汉方诊疗工作，具有丰富的临床经验。因为工作关系，他长期关注老龄社会进展中产生的各种问题，如老年人贫困问题、安乐死问题等。同时，他还非常重视汉方药的循证医学研究工作，通过随机对照临床研究，首次证明了抑肝散及加味归脾汤能够改善老年期痴呆伴发的精神心理症状（BPSD）、半夏厚朴汤可有效防止老年人误吸性肺炎的发生等，并在老年医疗领域开展汉方医学的系统评价工作，发表英文研究论著48篇，在日本老年医学及汉方医学界有较大影响。本书是作者多年来从事老年病汉方诊疗工作的经验总结，并介绍了相关汉方的循证医学研究证据，对我国老年病的中医及中西医结合临床诊疗与科学研究，有一定借鉴意义。

众所周知，我国已进入老龄化社会。据《人民政协报》的报道，第七次全国人口普查数据显示，2010～2020年，我国60岁及以上人口的比重上升了5.44个百分点，65岁及以上人口的比重上升了4.63个百分点。与2000～2010年相比，上述指标的增幅分别提高了2.51和2.72个百分点。这表明，我国在向现代化奔跑奋进时，也同时进入了老龄化社会，甚至进入了深度老龄化社会。面对老龄化社会的快速到来，包括医学界在内的社会各界，对老龄化社会带来的诸多影响及其应对措施，尚缺乏足够认识。

他山之石，可以攻玉。日本是世界上最早进入老龄化社会的国家，在应对伴随老龄化进展而产生的各种社会问题方面，处于世界领先水平；在运用传统医学解决老龄化不断进展带来的医疗经济负担等问题方面，也积累了一定经验，值得我们学习。这正是我翻译本书的初衷之一。

当然，中国的国情与日本有许多不同，中医学的临床应用也与日本有所差别。本书中介绍的处方、案例等内容，都是作者个人运用汉方浸膏剂的经验；书中涉及的对中医学的认识，也都是作者本人的观点，仅供读者参考。

老年病的汉方诊疗

作为译者，我的主要任务是将作者想表达的内容尽量准确地传递给读者。如果本书的出版，能够促进人们对老龄化社会带来诸多问题的思考，在运用中医药防治老年病时有所借鉴的话，则幸甚！

金光亮

2023 年 8 月 16 日于西宫

修订版前言

　　本书是笔者2016年所著《老年病的汉方诊疗》的修订版。原书出版已经5年，日本汉方又增加了若干新的循证医学证据。就英文研究论文的数量而言，由约1000篇增加到约2000篇。其中，许多论文与老年病的医疗相关。因此，基于这些新的研究成果，笔者对本书的部分内容进行了修订。

　　另外，由于最近出现了新型冠状病毒感染的新发疾病，本次修订也增加了这方面的内容。关于"衰弱"，因为社会上对它的理解更加深入，所以本书将其列于第一章中，予以详细讨论。

　　在汉方医学、中医学的理论解说方面，修订版基本与初版相同，未做改动。本书初版写作的契机，是为日本老年医学会编写指南，所以在初版中对有关指南的情况进行了详细介绍。由于这部分内容已显陈旧，故此次修订予以割爱。但对于上述指南提及的汉方药不良反应，本次修订特设一章加以论述。若本书能对老年医疗工作者有所助益，则幸甚。

岩崎钢

2023年8月

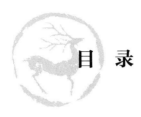

目　录

老
年
病
的
汉
方
诊
疗

序章　关于汉方医学

本章要点：

★ 日本没有确定的传统医学体系。

★ 日本的传统医学是灭亡后又重建的医学。

★ 中医学已在世界上确立了主要地位。

★ 中医学的循证医学证据远超汉方医学。

1. 日本没有确定的传统医学体系

现在，在日常诊疗中使用汉方药已变得习以为常了。临床上用过大建中汤、抑肝散或六君子汤等的医师大概有很多吧。但是，学习过汉方医学的医师依然很少。就如西药是在"西医学"的知识体系中使用的药物一样，汉方药应该是在"汉方医学"的基础上使用的药物，但却出现了这样（医师未学过汉方医学却在使用汉方药）的状况。

但是，"汉方医学"的概念实际上并不明确。大体说，"汉方医学是中国的传统医学传入日本后，经过独自发展而形成的"。那么，日本的传统医学是否已经统一为所谓"汉方医学"系统了呢？这种确定的汉方医学体系是否存在呢？

正巧，笔者手边有一本汉方的参考书《汉方处方的套法与备用方法》，是由入江祥史、加岛雅之、山田明广、小川惠子、小栗重统等9位有名的"汉方医"共同编著的。但细读其内容可知，他们各自所学的医学不同。入江祥史所学的是"中医学"，加岛雅之是通晓日中古今所有医学的著名学者，山田明广所学的也是"中医学"，但又部分地吸收了"经方医学"的内容，小川惠子所学属于"和汉诊疗学"系统，但其所著部分又混杂着中医学和经方医学的内容，小栗重统则是纯粹的经方医学者。

"稍等一下，我连汉方都还不知道，什么中医学、经方医学和汉诊疗学，听都没听说过呀！"这样说的读者大概有很多吧。实际上在日本自称为"汉方医"的人中，有些人会说"我们才是日本汉方"（多为北里大学系统[①]），有些人临床运用"和汉诊疗学"（富山大学、千叶大学系统[②]），也有一些人实践着"中医学"，还有人提倡经方医学。笔者则是以中医学为主，又结合了一些日本汉方的"折中派"。

不明白为什么，是吧？总而言之，在日本没有确定、统一的传统医学体系。作为与所谓西医学相对的说法，各种各样的传统医学被统称为"汉方"。虽然现在人们很随意地使用"传统医学"一词，但实际上无论是"和汉诊疗学"，还是"经方医学""中医学"，（在日本）都只有几十年的历史。虽不知经过多少岁月才能称为"传统"，但最多才几十年历史的医学能够称为"传统医学"吗？听到这样的说法，有的学会

---

① 译者注：指主要在北里大学东洋医学研究所活跃的汉方医家，如大塚敬节、矢数道明、大塚恭男、花轮寿彦等。
② 译者注：指主要在富山大学和汉医药学综合研究所、千叶大学和汉诊疗学讲座及和汉诊疗科活跃的汉方医家，如藤平健、长浜善雄、寺泽捷年、三潴忠道等。

会表示愤怒，那就是在日本唯一加入日本医学会的、能够颁发厚生劳动省承认的专门医师（汉方医）资格的日本东洋医学会。"汉方虽发端于古代中国医学，但经过了日本独自的发展"云云，就是摘自日本东洋医学会的教科书《汉方医学入门》。对此，喜欢挖苦人的我又想问："那么，东洋医学是什么呢？"

算是炫耀一下我的知识储备吧。所谓"东洋"，在世界地理上是指北起乌拉尔山脉、南至博斯普鲁斯海峡的连线的东侧。在这一区域中，除了中医学和汉方医学，还有尤纳尼（unani）医学、阿育吠陀（ayurveda）、蒙古医学、藏医学、韩国医学、泰医学，以及以印度尼西亚为中心的传统草药医学（jamu）等。东洋地区的医学，就有这么多种。其中，尤纳尼医学、中医学、阿育吠陀被称为世界三大传统医学，利用者很多。本人孤陋寡闻，从未听说过日本东洋医学会将这些医学全都包括了。那么，在中文中，"东洋"是指什么呢？是指从中国看东方大海的那边，即指日本。这样的话，所谓的"日本东洋医学会"，就成了"日本日本医学会"了。无论如何，"东洋医学"都是一种奇怪的表述方法。

2. 日本的传统医学是灭亡后又重建的医学

当然，并不是说日本没有传统医学。从撰著《医心方》的丹波康赖开始，山胁东洋、吉益东洞等，各个时代都名医辈出。但是，在明治时代，日本抛弃了传统医学，国家正式承认的医学，只有西医。其结果是在临床家浅田宗伯、学者森立之二人去世之后，日本的传统医学就灭亡了。后来，市井中的医师、药剂师就好像捡起被扔掉的落叶一样，一点点地解说古书，尝试复活传统医学。经过许多人从不同角度的努力，形成了现在日本的"后世之人捡起昔日传统医学的断片，新创出自我流派的各种医学"。

本书并非医学史讲义，所以不打算在此逐一详细说明。大概可以将这些不同的医学，看成九州地区的博多面那样，存在着"本家""元祖""正宗"之争。只是，我本人基本是站在中医学的立场上，本书也难免有浓重的中医学色彩，所以在此仅就中医学进行简单说明。

3. 中医学已在世界上确立了主要地位

在中国，由国家主导整合各地的传统医学，将其基本统一为中医学理论体系。现在，在中国（东南亚也同样）说起传统医学，首先就是中医学。其中虽也有各种流派系统，但已基本上确立了"中医学"的学术体系。中国的医师资格有"西医师"和"中医师"之分，运用中医学进行诊疗的即中医师。中国举全国之力积极宣传中医学，在各地设立了许多所"中医药大学"。尽管是中医学，但并非不用西医检查，在大型的中医医院，也装备有MRI（核磁共振成像）、PET（正电子发射型计算机断层显像）等先进设备。中国多年来致力于将西医学引入传统医学之中，称其为"中西医结合"。中医药大学汇集了最新的研究设备，派出研究人员到各国留学，积极地推进传统医学作用机制的阐明与新药开发研究，从而确立了中医学在国际上的地位。现在，只要说起亚洲的传统医学，主要就是指中医学。

4. 中医学的循证医学证据远超汉方医学

PubMed（免费数据库，提供生物医学和健康科学领域的文献检索服务）中以 traditional Chinese medicine（中医学）为关键词进行检索，可得论文 111456 篇（2022 年 7 月 10 日数据，下同）；以 kampo（汉方）检索，仅有 2127 篇，以 traditional Korean medicine（传统韩医学）检索，有 2986 篇。另外，在本书初版的 2016 年，上述数字分别是中医学 43961 篇、日本汉方 1182 篇。可以看出，尽管日本汉方也在不断积累循证医学证据，但与中医学之间已经拉开了指数级的差距，而且与韩医学之间也有差距。

对新型冠状病毒感染，中国积极地应用中医学进行治疗，诊疗指南也年年更新。输入 traditional Chinese medicine COVID-19 进行检索，可得 1708 篇英文论文，而以 kampo COVID-19 检索，仅有 22 篇。颇有意味的是，这 22 篇中的半数以上与东北大学①的高山真教授有关。当然，作为共同作者也有其他研究者的名字，但日本的这一领域，几乎是高山真教授一个人的舞台。

本书初版时，笔者写道："在日本，汉方药长期收录于医疗保险用药目录之中，但作为其背景的传统医学并未得到正式承认。日本的医学院校基本不讲授汉方，与由国家主导大力推进研究教育的情况相距甚远。医师不学习汉方医学基础理论，却可以处方属于药品的汉方药，这种不可思议的状态

① 译者注：东北大学，日本著名的国立大学之一。1907 年创立，称"东北帝国大学"；1912 年，鲁迅先生曾就读的仙台医学专门学校并入，成为其医学部；1947 年，改称东北大学。

在日本堂堂地通行，而且现在也依然如此。"与当时（2016年）比较，东北大学的汉方内科已经取得了令人瞩目的研究成果，庆应大学^①东洋医学科紧随其后。中国也比当时更进一步，国家大力推进中医学，在各地整合设立专门大学、研究所，努力开展中医学的研究、教育和普及活动。韩国也在循证研究方面领先于日本。由于上述原因，本次修订基本上是基于中医学的进展，也尽量引用日本的循证研究新成果。另外，也会涉及韩医学研究发表的数据。

【中医学的构成】

中医学的构成如图 1 所示。中医学主要是依赖五官感觉，通过望、闻、问、切四种诊法来收集患者的病情信息，并将这些信息与所谓"辨证"的诊断标准相对照，其结果是做出"证"的诊断，并据此决定治疗方针（论治）。"辨证论治"就是中医学的核心内容。辨证方法有六经辨证、气血津液辨证、八纲辨证、脏腑辨证等多种，这些内容将在"中医学道场"栏目中分别予以解说，不理解这些就无法理解正文中的内容。只要做出了证的诊断并决定了治疗方针，即可据此施行药物（汉方药等）、针灸按摩、饮食养生、运动疗法（太极拳等）治疗。希望读者能够明白，"中医学不等于汉方药"。另外，针灸按摩在日本被列为"类医疗行为"，但在国际上这是很正式的医疗活动。

① 译者注：庆应大学，即庆应义塾大学，是与早稻田大学齐名的日本著名私立大学。1858 年日本近代著名思想家福泽谕吉在江户（东京旧称）开办"兰学塾"，又名"福泽屋"，1868 年改名为"庆应义塾"，1920 年，根据"大学令"成为由文学部、经济学部、法学部和医学部组成的综合大学。

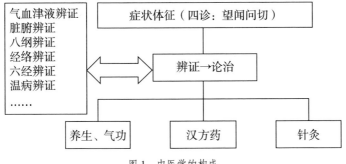

图 1　中医学的构成

第1章　老年综合征、衰弱与汉方／中医学

本章要点：

★在老年综合征之前，首先出现"衰弱"状态。

★重要的是早期发现"衰弱"的老年患者，并给予适当处理。

★八味地黄丸是治疗增龄引起的"衰弱"的基本方。

本书主要论述老年病的汉方治疗，因此首先就老年综合征与汉方／中医学的关系加以整理说明。

1. 老年综合征和"衰弱"

所谓老年综合征，是指随着衰老的进展，身体及精神功能下降的老年人出现的各种特有症状和功能障碍。老年综合征是一个概括了多种病证的概念，如认知功能下降、谵妄、跌倒、失禁、褥疮、卧床不起、医源性疾病、吞咽障碍、胃肠功能障碍（尤其是便秘）、免疫功能降低、听力下降、视力下降等。

患病的老年人出现这种状况是非常严峻的。所谓老年医疗的有益性，就是要看这种医疗对于老年综合征有多大效果，安全性是否高，而且是否有较好的经济性。

近年来，人们认为在发生老年综合征之前，会首先出现所谓"衰弱"的状态。"衰弱"的说法，来自英文"frailty"一词。根据日本国立长寿医疗研究中心主页所载，衰弱老人是指"容易失去健康寿命的老年人，今后需要更加留意于维持健康的人"。也就是说，人体并非一下子就陷入老年综合征的状态，而是身体各处逐渐变得脆弱，形成"衰弱"的状态，最终发展为老年综合征。

【衰弱】

所谓"衰弱"，简单地说是感觉到"我也老了呀"的状态。笔者已 59 岁了（2023 年），所以身体各部位也出现了"年老"的症状、病态。国立长寿医疗研究中心主页显示，以下 5 项内容中出现 3 项，就是"衰弱"。

❶步行速度减慢。

❷易疲劳。

❸活动性降低。

❹肌力下降。

❺体重减少。

除了第 5 项体重减少，其余项目我竟然全都符合，是很标准的衰弱。但必须注意的是，这些现象与增龄相伴出现时，才称为"衰弱"。作为医学术语，"衰弱"并非单纯的"虚弱"之意，所以二十几岁的人即使符合全部 5 项，也不能说是"衰弱"。伴随着年龄的增加，"与过去相比成了这样"的状态，才是"衰弱"。

但是，日本国立长寿医疗研究中心的上述定义，被认为有些偏于运动功能方面。实际上感觉到老了，是出现诸如不像过去那样能吃饭了、眼睛老花加深、听力减退、虽不能说是痴呆症但记忆力明显变差等更加多样的症状。笔者的情况是再加上"不像过去那样能喝酒了"。

2. 对于"衰弱"的老年人，重要的是早期发现、适当处理

少子老龄化是世界性的课题，日本走在了各国的前面。预计到 2025 年，75 岁以上的"后期高龄者"[①] 将超过 2000 万人。据厚生劳动省 2010 年的数据，日本人的平均寿命（男性 79.64 岁、女性 86.39 岁）和健康寿命（男性 70.42 岁、女性 73.62 岁）之差，男性为 9.22 年，女性为 12.77 年。这意味着，男性平均有 9 年、女性平均有 13 年的时间，要在"需要看护"的状态下生活。也就是说，在健康寿命与寿命之间，一定会有 10 年左右的时间差。所以，如果仅从延长寿命的角度来考虑，这 10 年左右的看护时间必然会随之而来，毫无疑问，国家在医疗经济方面的负担会增加。日本在看护及预防看护服务方面需要的费用已超过 8 兆日元，如何缩短需要看护期是紧迫的课题。

虽然脑卒中等疾病能够使人从正常状态突然变成需要看护的状态，但 75 岁以上的老年人多数是经过所谓"衰弱"的中间阶段，逐步进入需要看护状态的。"衰弱"（frailty）一语的英文原意，是指老龄期由于生理性储备能力下降，对应激

① 译者注：世界卫生组织（WHO）将 65 岁以上者称为老年人，日本称"高龄者"，又进一步将 65～74 岁者称为"前期高龄者"，75 岁及以上者称为"后期高龄者"。两者医疗保险制度有别，前者适用于"国民健康保险制度"，后者适用于"后期高龄者医疗制度"。

的脆弱性增强，人容易陷入生活功能障碍→需要看护→死亡等转机的状态，这一概念不仅包含因肌力下降而丧失动作的灵敏性，发生容易跌倒之类的躯体问题，也包括认知功能障碍和抑郁等精神心理方面的问题，以及独居和经济贫困等社会性问题。荒井秀典（日本老年医学会"衰弱"工作组组长）等将"衰弱"定义为"伴随增龄的各种功能变化和储备功能下降引起的，对妨碍健康的脆弱性增加的状态"。

如上所述，"衰弱"是需要看护状态的前一阶段，在此阶段加以处理，有可能缩短需要看护的时间。也就是说，早期发现出现"衰弱"的老年人，并加以适当的处理，有望维持和提高其生活质量。另外，"衰弱"不仅是躯体问题，也包含精神心理方面，乃至社会方面的要素。

3. 中医学的"衰弱"——从八味地黄丸的适应证谈起

以上是关于西医学"衰弱"的概念，而中医学有包含范围更广的增龄概念。日本的汉方颗粒剂八味地黄丸的适应证为"具有疲劳、倦怠感明显，尿少或尿频，口渴，四肢交替出现冷感和热感之人所患的以下诸病"，病名部分为"肾炎、糖尿病、阳痿、坐骨神经痛、腰痛、脚气、膀胱炎、前列腺肥大、高血压"。看到这些适应病证，是否觉得看不太懂呢？实际上，自1960年制定法律① 以来，这个汉方颗粒剂的适应证几乎没有变化，所以完全是靠不住的。不可能有对"肾炎、

---

① 译者注：指1960年日本颁布的第一百四十五号法律《关于确保医药品、医疗器械等的品质、有效性及安全性的法律》。

糖尿病、阳痿、坐骨神经痛、腰痛、脚气、膀胱炎、前列腺肥大、高血压"等病都有效的药物。但是，如果从总体角度粗略地看上述适应证，可以发现这些都不是健康成人的状态。如果从老年人随增龄而发生各种症状的角度来考虑，大概有某种程度的契合吧。也就是说，八味地黄丸的适应证是"增龄引起的衰弱"。1961年尚无"衰弱"这一概念，所以就写成了让人不知所以然的内容。

西医学"老年医学"的概念，出现于20世纪后半叶。在此之前，对年老而出现的身体衰弱，没有任何办法，只能放置。现今出现了"衰弱""老年综合征"的概念，人们开始认识到人体会随着增龄而出现"衰弱"，不久会发展成"老年综合征"，然后死亡。而在中医学中，被认为成书于公元前的《黄帝内经》已有人老之后会如何的论述。即随着增龄，出现如下现象：

●颜面憔悴、齿槁发落。

●耳聋目盲。

●免疫功能降低。

●健忘、易怒、失眠多梦、昼夜颠倒，严重时发生痴呆症。

●味觉改变、食欲不振、少食、便秘。

●腰膝等疼痛麻痹，手足心热或冷，甚则脊柱弯曲、动辄振摇、步履不正、难以保持姿势。

●阳痿。

这就是中医学认识的"衰弱"，与国立长寿医疗研究中心的定义相比，包括的内容更广。并且，用于这种状态的基本药物，就是八味地黄丸。

但是，在产生这种认识、创立八味地黄丸的那个时期，人的平均寿命不到50岁。在日本，平均寿命超过50岁是经济高速成长时期开始之后的事情。所以，在夏目漱石的小说中有"50岁老人"的说法，动漫《海螺小姐》中的父亲波平是54岁。是54岁哟！当时的退休年龄是55岁，从这个年龄开始就要领取退休金了。对比现在59岁的笔者，真让人感慨得无以言表。假定人生为50岁，再来看前述八味地黄丸的适应证，可知那些大致都是从50～60岁时开始出现的症状。也就是说，即使八味地黄丸是治疗衰弱的药物，实际上最为有效的时期是在人的50～60岁，现在的老年人都很硬朗，所以70岁时也有适宜本方之时，但到了80岁以后，用本方就有些奇怪了。

简而言之，八味地黄丸可用于年龄已过50岁，感觉到"我也年纪大了"的人。使用本方时，没有必要拘泥于制药公司的汉方药手册上记载的功能效果。因为那些记载并没有循证医学研究的证据。如果患者说"最近感觉年老了"，就可以考虑八味地黄丸。

但是，也有例外。前些日子门诊来了一位女性患者，说"最近我也感觉年老了"，问其年龄，云"90岁"，这真是让我无话可说了。在这个时代，应该开发适合于老年人的新的汉方药，并进行严格的治验研究。

4. "衰弱"与人参养荣汤

以frailty和kampo为关键词在PubMed上检索，可见27

篇英文论文。但浏览一下，其内容以综述为多。作为原著论文发表的，几乎都是关于人参养荣汤的研究，只有一篇是高山真教授等撰写的诊疗指南。此时会产生疑问：对于该方的循证医学证据，已经积累到了可以撰写指南的程度了吗？还是简单地看一下吧。

该文首先就"人参养荣汤"进行了解说。该方并非难以理解的方剂，只是需要从其药物组成开始说明。此时会出现气、血等中医学术语，但只要是汉方/中医学书籍，这些概念都是无法回避的。

人参养荣汤的基本骨架是四君子汤（人参、白术或苍术、茯苓、甘草、生姜、大枣）和四物汤（当归、芍药、川芎、地黄）。四君子汤是补气剂的基本方，四物汤是补血剂。对于"气"，如果感到难以把握，是很正常的。在食品补充剂、补充替代医疗中出现"气"这个词时，总令人感觉怪怪的。写成"氣"的话，就会更感奇怪了。

但人们在日常生活中经常使用关于"气"的词汇。电气、空气、天气、元气等。在说"今天没有元气^①啊"时，大概没有人会反驳"什么元气！不要说那些不科学的事！"这些日常使用的"气"，具有某种共同的属性，即"有功能而无形体"，这就是气的定义。有功能活动而看不到形体的，就是气。但是，医学中的"气"，不是空气、电气，而是机体之气。机体之气可以理解为能量和信息。机体的能量及以其为中介进行的信息传递，就是机体之气。四君子汤是补气剂的

---

① 译者注：日语日常会话中的"元気がない（没有元气）"，相当于中文的精神较差、没有精神之义。

老年病的汉方诊疗

基本骨架，但这里所补之"气"，并非电气、空气等，而是与俗话所说的"元气"较为接近。从元气的定义看，这样说并不准确，但在此是希望读者将补"气"简单理解为补益俗话中所说的"元气"。如果觉得"今天没有元气啊，没有食欲啊"，就可以服用四君子汤。这里本来需要将四君子汤的每味药加以说明，但在最初阶段还是不要一下子谈论那么难的内容。简单地理解"四君子汤是补气药"即可。

四物汤是补血药。所谓"血"，即"体内流动着的红色液体，既将养分运送至身体各处，又为保持体温而将气运送至全身"。"简单解释一下血液！"在受到这样的诘问时，其实责任不在汉方一侧。汉方中原来就有"血"的术语，江户时代在介绍荷兰医学时，借用汉方术语将 bloed[①] 翻译为"血液"。日本能够比较容易地接纳西医学，其背景是原来就有汉方的医学术语。当时是将西医学词语与汉方的术语一个个地对号翻译。于是，四物汤就成为补这个血的补血药了。

将四君子汤与四物汤合起来，就构成了八珍汤。当然，这是一个"气和血两方面都能够补益的气血双补剂"。此方没有浸膏剂。八珍汤再加黄芪、五味子、远志、陈皮，就成了人参养荣汤。本来就既补气又补血的八珍汤，为何还要加上这些药物呢？黄芪是一味单纯的补气药，与主要增强消化功能的人参相对，黄芪主要是补肺气。五味子是镇咳祛痰药。远志是精神安定剂（汉方称为安神益智药）。陈皮是"使气运动的生药"，即理气药。就是说，人参养荣汤是气血双补剂，具有增强呼吸功能和消化功能的作用，还有安定精神的效果。

① 译者注：bloed 为荷兰语血液之意。

从前述有关"衰弱"的定义来看，本方确实应该有效。

5. 老年医疗中汉方的循证医学证据

下面来看一下循证医学研究的证据吧。Sakisaka N 等报告，人参养荣汤可改善衰弱患者两手握力和肌肉质量评分[1]。Hirai K 等开展了人参养荣汤治疗"衰弱"的慢性阻塞性肺病（COPD）患者的随机对照试验（RCT），发现患者的简化营养食欲问卷、医院焦虑和抑郁量表（HADS）- 焦虑评分，以及慢性阻塞性肺疾病评估试验（COPD Assessment Test，CAT）评分等均有改善。简言之，该方具有提高 COPD 患者营养状态、生活质量（QOL）及安定精神的效果[2]。

"还有呢？"要是被这样问的话，回答是只有这些。在个案报告中，人参养荣汤可改善 COPD 患者的 QOL，但 RCT 研究则仅有上述内容。虽说英文论文有 27 篇，但其他都是综述，似乎是什么都知道，而非原著论文。这说明日本汉方的循证医学证据现在依然很缺乏。在这样的状况中，我很关心高山真教授究竟撰写了什么样的指南？所以接着看一下他的论文[3]。

他不仅收集了来自 PubMed 的英文论文，也检索了《医学中央杂志》①的日语论文，还调查了采用汉方的诊疗指南。《医学中央杂志》所收录的论文循证医学证据的质量较低，所以笔者又阅读了高山教授介绍的、采用了汉方的 9 种诊疗指南。这 9 种诊疗指南包括：《老年性瘙痒症诊疗指南》《过敏性鼻炎诊疗指南》、日本呼吸器官学会的《咳嗽诊疗指南》，

① 译者注：《医学中央杂志》是日本著名的医学文献检索工具，收录在日本发表的医学、牙医学、药学及相关领域的文献，一般简称《医中志》。

以及《胃食管反流病（GRED）诊疗指南》《功能性消化不良（FD）诊疗指南》《肠易激综合征诊疗指南》《慢性便秘诊疗指南》《膀胱过度活动症诊疗指南》《痴呆症诊疗指南》。其中，过敏性鼻炎、GERD、FD 等的指南并非专门针对老年人。

据上述指南，对老年性瘙痒症牛车肾气丸和黄连解毒汤显示出不劣于 H_1 受体拮抗剂的有效性，当归饮子也有效[4]。

《咳嗽诊疗指南》中举出的汉方药是麦门冬汤[5]，但该方的实际用法并非通常的用法用量。具体情况后述。

据说有所谓大黄甘草汤对便秘有效的证据，但此方有大量大黄，大黄含有大量的番泻苷 B，所以作为泻下剂，有效是当然的。那些对汉方无知的人，若仅仅依赖循证医学证据，就将这样的内容列入指南中，就像是将番泻叶列入便秘诊疗指南中一样，是"不必特意列入"的。相反，将大黄甘草汤作为泻剂使用时必须知道的是，大黄泻下作用的成分与番泻叶相同，均为番泻苷 B，所以长期使用时会产生耐受。当然，将番泻叶制剂与大黄甘草汤一起使用，也是没有意义的。进一步说，在对番泻叶制剂发生耐受时，改用大黄甘草汤也是没有意义的。这些内容是临床医师应该掌握的。

牛车肾气丸（济生肾气丸）对膀胱过度活动症的效果，有 RCT 研究报告[6]。但是，印象中临床医师好像并不太感兴趣，大概仅会说一声："哦，是真的吗。"笔者不知道牛车肾气丸煎药的效果如何，但浸膏剂完全无效。我也曾给患者使用过牛车肾气丸，当时是参考膀胱过度活动的症状而用，并非单纯地因"膀胱过度活动症就用牛车肾气丸"，这种用法恐怕不能期待有效。关于牛车肾气丸的正确用法，将在后文详述。

在高山教授的论文中，使用汉方的还有痴呆症的诊疗指南，将在第2章详细讨论，此处割爱。

第 2 章　痴呆症

本章要点：

★ 世界上首先正确记述痴呆症的不是阿尔茨海默博士。

★ 加味温胆汤可改善认知功能。

★ 抑肝散对老年期痴呆伴发的精神心理症状（BPSD）、日常生活活动能力（ADL）的改善效果。

★ 加味归脾汤可改善 BPSD 并恢复希望的感情表达。

1. 世界上首先正确记述痴呆症的不是阿尔茨海默博士

关于痴呆症的汉方 / 中医学治疗，最想强调的一个事实是，中医学对此病的认识远早于西医学。所谓老年期痴呆的研究始于 20 世纪初叶阿尔茨海默博士报告的说法，只不过是欧美医学的历史而已。

在中国，对于痴呆症至今仍使用着"痴呆"的名称。这是因为有相应的历史由来。在中医学的历史上，最初使用"痴呆"一词的是明代的《景岳全书》。此书是张景岳于 1624 年著成的医学全集，是一部 64 卷的巨著。书中论曰：或以郁结，或以不遂，或以思虑，或以疑贰，或以惊恐，而渐致痴呆。言辞颠倒，举动不经，或多汗，或善愁，其证则千奇万怪，无所不至。又云：此其逆气在心或肝胆二经，气有不清而然。但察其形体强壮，饮食不减……若以大惊猝恐，一时偶伤心胆，而致失神昏乱者，此当以速扶正气为主，宜七福饮或大补元煎主之。书中甚至还论及了所谓的 BPSD（老年期痴呆伴发的精神心理症状）。张氏的记载比阿尔茨海默博士的案例报告（1906 年）约早 280 年。

在病因方面，张景岳主张的是后天说，其所述内容或许并不限于老年期的痴呆症。但到了 19 世纪，王清任所著《医林改错》云：小儿无记性者，脑髓未满；高年无记性者，脑髓渐空；脑气虚，脑缩小……脑髓中一时无气，不但无灵机，必死一时；一刻无气，必死一刻。其所论基本接近现代对痴呆症的理解。笔者和其他几个研究小组报告过多种多样的汉方药、中成药对痴呆症有效，但希望大家能够明白，其背景中有人类孜孜不倦地与疾病斗争的历史。谦虚地学习众多先人的智慧，就会有很多收获。

2. 加味温胆汤可改善认知功能

【循证医学证据】

（1）痴呆症的核心症状

最近，人参养荣汤和加味归脾汤因被循证医学证实具有改善认知、判断、记忆等痴呆症核心症状的效果而引人注目。对此，将在下文论述。

最早基于循证医学研究方法从临床上探讨汉方药治疗痴呆症效果的论文是 1997 年寺泽氏等发表的钩藤散对血管性痴呆效果的研究[7]。该论文显示，钩藤散尽管具有改善血管性痴呆症患者日常生活动作和情绪的作用，但对认知功能的效果未达到有统计学意义的差别。

笔者等曾报告，加味温胆汤可明显改善阿尔茨海默病患者的认知功能，差异有统计学意义（图2）[8]。另外还报告，目前广泛用于痴呆症治疗的多奈哌齐与加味温胆汤对认知功能的改善有协同效果。加味温胆汤中的远志可增加神经细胞中乙酰胆碱转移酶的产生。加味温胆汤没有医疗用的浸膏制剂①，在医疗保险中使用时，只能用煎剂。含有远志的医疗用保险制剂，另有人参养荣汤和加味归脾汤。日本有报告说，人参养荣汤具有抗痴呆症的效果[9]。另外，韩国的研究人员以轻度认知功能障碍（MCI）者为对象，研究了加味归脾汤的抗痴呆症效果[10]。特别是韩国的研究，虽是一项初步研究，却是使用了安慰剂的随机双盲试验。

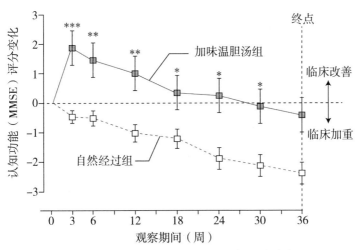

图2　加味温胆汤对阿尔茨海默病认知功能的改善效果

---

① 译者注：日本的汉方药干燥浸膏颗粒剂有"医疗用"和"一般用"两种。"医疗用"属于处方药，"一般用"为非处方药。一般用的汉方药，药物用量一般小于同一方剂的医疗用汉方药。

笔者等通过双盲对照临床研究，明确了八味地黄丸可使脑卒中患者的脑血流量增加（图3）[11]，并明显改善混合型痴呆症患者的认知功能和 Barthel 指数法评定的日常生活活动（ADL）（图4、图5）[12]。有消息说，富山大学正在对这一结果进行验证，对其结果拭目以待。

全脑血流量

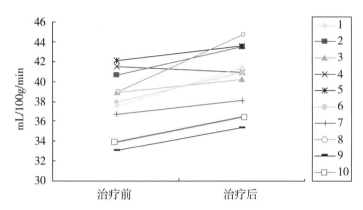

图3　八味地黄丸可增加脑卒中患者脑血流量

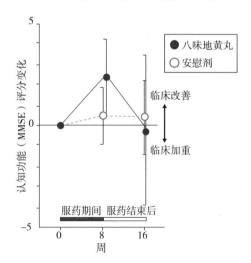

图4　八味地黄丸改善认知功能的效果

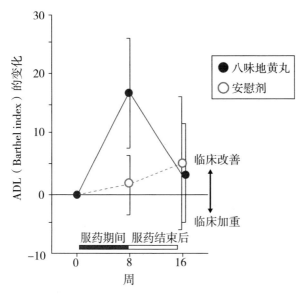

图 5　八味地黄丸对 ADL（Barthel index）的改善效果

此外，还有对单味生药，即钩藤散和抑肝散中含有的钩藤的研究，发现该药可抑制被认为是阿尔茨海默病病因的脑内 β - 淀粉样蛋白的凝集，具有改善痴呆症模型小鼠认知功能的作用。其同种植物猫爪草已在美国取得了关于"痴呆症治疗效果"的专利。另已确认，服用牡丹皮可以改善淀粉样前体蛋白转基因小鼠的认知功能，使其脑内淀粉样斑块沉着减少。这一结果尚未进行临床研究，但牡丹皮是前述八味地黄丸的组成药物之一。

（2）BPSD（老年期痴呆伴发的精神心理症状）

痴呆症患者除了认知、判断、记忆等方面的核心症状，还会出现所谓痴呆的行为和精神症状，对此，抑肝散的效果具有压倒性的循证医学证据支持。

BPSD 是指出现于痴呆症中期的易怒、兴奋、幻觉、妄想、徘徊、昼夜颠倒、对看护抵抗、暴言暴行等症状。据调查，相较于认知、判断和记忆等核心症状，痴呆症患者给家属造成的负担更多是由 BPSD 带来的（Tanji et al. Geriatr. Gerontol. Int. 2004）。笔者在进行前述的八味地黄丸研究时，为得到了划时代的结果而兴奋，但看护现场的反应并不令人满意。为什么会这样呢？在烦恼之余，我觉得必须对 BPSD 患者做些什么。

3. 着眼于抑肝散对 BPSD、ADL 的效果

在研究的最初，简直就是毫无目标的摸索。虽然是"想治疗痴呆症患者的谵妄"，但研究是从调查"谵妄"一词的含义开始的。调查之后方知，"谵妄"一词本来是指在没有痴呆症等背景疾患时发生的病态。痴呆症患者的多种精神症状被称为 BPSD，也是此时才知道的。问题是以什么方剂为研究对象呢？如果用黄连解毒汤应该可以得出好的结果。因为笔者曾多次对因痴呆症加重而出现暴言暴力，使家属感到无奈的老年患者处以黄连解毒汤，患者服药后就变得温和了。其中一人在服药过程中，性情虽确实变得温和了，但精神状态却逐渐变差了，最后以至于不能进食而卧床不起了。我开始着手研究这一问题是在 2003 年，那时对于 BPSD 严重的老年人注射氟哌啶醇就像是理所当然的事情一样，而黄连解毒汤可以说是"汉方的氟哌啶醇"。（题外话，在某医院，当有痴呆症老年患者入院时，直到现在也依然是很理所当然地给出"不安静时用氟哌啶醇"的临时医嘱，尽管药物会引起患者误咽、步履不稳而跌倒。）

是否有其他药物能够让老年患者保持精力，仅仅抑制那些问题行为呢？此时，我想到了抑肝散。抑肝散是由明代薛铠创立的，是用于儿童患者精神症状的方剂。薛铠通晓古今医学，而尤擅儿科。其子薛己将其遗稿整理成《保婴撮要》，书中记载了这个方剂。其云：此方治肝经虚热发搐，或痰热咬牙，或惊悸寒热，或木乘土而呕吐痰饮，腹胀少食，睡卧不安。

又出现了！全都是中医学术语。所谓肝经是什么？虚热是什么？木乘土又是什么呢？这段文字的大意为如下。

> 此方治疗虚弱儿童又受到精神压力，引起焦躁不安，出现抽搐，啮齿，心中动悸，经常发热，或因精神压力刺激胃肠而呕吐痰涎，腹胀，不能进食，焦虑而难以入睡者。

如果是执业医师，大概会想：是啊，是有这样的孩子。笔者不擅长儿科，如果是看过许多儿童患者的医师，这样的患儿一定见过不少。

另外，为了那些希望更多了解该方的读者，这里多说几句。所谓"肝经"，相当于情绪和植物神经中枢。所谓"虚热"，是指体力衰弱、气力不足之人经常出现的发热。"木乘土"，是指精神压力扰乱植物神经，引起消化道症状；"木"指的是情绪和植物神经，"土"指的是消化系统，"木乘土"就是情绪和植物神经"欺负（乘）"了消化吸收功能的意思。

大致可以说，老年是人返回儿童期。好，就以此方开始研究吧。试着将其用于几个患者，效果很是令人满意。检索文献发现，已有若干将此方用于患者的系列病例报告。这样的话，我想就没有问题了。于是，我在工作的老年医院拜托病房的护士说："把你们照顾不了的患者介绍给我吧。"就这样我收集了52名患者。经过随机比较试验研究，其结果如图6、图7所示[13]。

　　图6所示为BPSD的指标——神经精神病学指数（NPI）的变化情况。在服用抑肝散4周后，其NPI较对照组下降了约一半。图7所示为日常生活活动（ADL）的指标——巴氏指数（Barthel index）的变化。可以看出，服抑肝散后，患者的日常生活活动也得到明显改善。这一现象令人惊讶。在使用其他抗精神病药治疗时，会因出现锥体外系症状等而使ADL降低。另外，还有一些数据显示降低，但未见统计学意义，所以不能说有改善。在使用药物抑制BPSD时，ADL就会降低，这是常识。服抑肝散后，ADL也得到改善，这一结果确实令人惊讶。

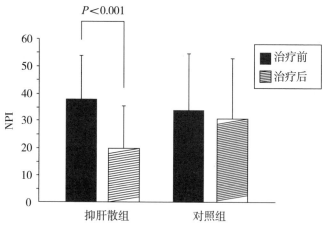

图6　抑肝散改善 BPSD 的效果

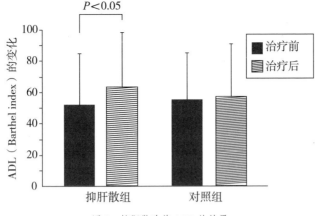

图 7　抑肝散改善 ADL 的效果

后来，又有 5 个验证抑肝散对 BPSD 效果的随机对照试验，也有使用安慰剂对照的双盲对照研究[14]。在双盲对照试验中，两组虽未见有意义的差异，但该项研究是限定于阿尔茨海默病，BPSD 的指标不是 NPI，而且观察期是 8 周，对于 BPSD 的效果判断而言时间过长，不太适合。对包括该研究在内的所有随机化对照试验进行荟萃分析的结果表明，抑肝散可以有意义地改善 BPSD[15]。

4. 加味归脾汤可改善 BPSD，恢复希望的感情表达

我们最近报告，加味归脾汤不仅对 BPSD 有效，而且可以使痴呆患者恢复正常人一样的情感。引发这项研究的契机是与久违的恩师、东北大学老年病科名誉教授佐佐木英忠先生的会谈。当时我心想：先生让我过去，大概是要批评我吧。没想到，原来是要讨论新的研究。

先生说："如你的研究结果那样，抑肝散对 BPSD 确实很

好。但是，仅仅让痴呆症患者的 BPSD 缓解还是不够的。患痴呆症的老年人如果每天只是呆呆地躺着，看护人员也就没有干劲儿了。最近，我们（佐佐木先生等）制作了愉悦情绪指数（DEI）量表，由希望痴呆症患者能够表达的 10 项感情表现组成，如'对问候能够回答''有表情（非无表情）''对事物表示关心（非无关心）'等，并已经证明跳舞活动能够改善 DEI。"佐佐木先生又说："汉方药能够改善 BPSD，是否有让患者恢复感情表达的药物呢？"经反复思考，根据我自己的经验，认为加味归脾汤大概有这种效果。

于是，佐佐木先生意气风发地说："贼拉好①！那么就尽快进行 RCT 研究！"但我心中有些不安。在临床研究法中，让患者服用加味归脾汤的前瞻性研究属于"特定临床研究"，必须加入研究保险等，需要大量的经费。这不是若干医师无报酬地进行工作就能够完成的。但在向厚生劳动省询问如何进行研究时，我得到了意外的回答。

厚生劳动省的回答是：确认已知效能的研究，并非"特定临床研究"。加味归脾汤的适应证中有"焦虑"一项。有许多报告指出，BPSD 在很大程度上与痴呆症患者的焦虑有关。所谓痴呆症，就是理所当然的日常生活一天天地消失了，所以患者就如同站在不知道是哪个国家的某个街道上一样，会感到非常不安，由此引起所谓 BPSD 的精神不安状态。这一认识基本已成定论。就是说，所谓 BPSD，可解释为"痴呆

① 译者注：据作者岩崎先生介绍，此处佐佐木先生的原话为"んだが（ndaga）"，是佐佐木先生在兴奋时不由自主地说出了故乡秋田的方言。秋田位于日本本州岛的东北部，这里翻译为"贼拉好"，是借用中国东北方言，以尽量表现佐佐木先生当时兴奋的心情。

症患者的焦虑情绪表达"。

　　这样的话，结论就是将已有焦虑适应证的加味归脾汤，以 BPSD 为对象进行的临床研究，不属于特定临床研究。于是，我们实施了加味归脾汤对 BPSD 及恢复期望的感情表达的效果研究。图 8 是 BPSD 指标 NPI 的变化情况，图 9 为表

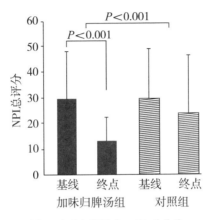

图 8　加味归脾汤对 BPSD 的效果

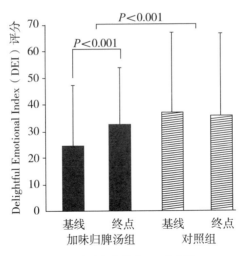

图 9　加味归脾汤对 DEI 的效果

示期望的感情表达的愉悦情绪指数（DEI）变化情况。结果一目了然，加味归脾汤具有与抑肝散几乎相同的改善BPSD的效果，同时又可使患者的问候、感谢、表情、对事物的关心等"正常人一样的感情"得到有意义的恢复[16]。

【方剂解说】

以上是痴呆症相关方剂的循证医学证据，但如前所述，每个方剂本有其规定用法，如果不加理解就使用的话，会造成误治。因此，下面将从汉方药的角度对上述方剂加以解说。本书中的方剂解说，主要依据《中医临床方剂学》（神户中医学研究会编著，医齿药出版社1992年版）。此书是学习中医临床者必读之名著，后来虽有修订，但笔者一直将这本1992年版的置于诊疗室的座右进行诊疗，所以这里就用了这一版。另外，关于各方的组成，因为出处和制药公司不同而用量有异，所以此处仅记述各药物的名称，不标记用量。

（1）八味地黄丸

组成：熟地黄、山药、山茱萸、泽泻、茯苓、牡丹皮、桂枝、炮附子。

主治：肾阳虚。

八味地黄丸是补益肾阳、温暖机体之方。古人认为，人的诞生、生长、发育，是非常不可思议的现象。虽然不知其精细过程，但肯定有某种特殊的机制。古人就将这种机制称为"肾"。当然，"肾"的功能中，也包含有西医学肾脏的功能，即产生尿液。也可以认为，"肾"是指现在的整个"泌尿系统"，甚至也可以说就是基因表达机制本身。笔者认为，所谓"肾"就是基因①。

一旦老化，基因表达的功能衰退，就是肾虚。伴随着肾虚，机体体温维持功能丧失，出现身体怕冷，就是肾阳虚。肾阳虚的症状有腰膝酸软无力、腰痛、下半身怕冷，以及浮肿、尿少或尿频、排尿困难、遗尿等。这些都是老年人特有的症状。八味地黄丸就是治疗这种肾阳虚的代表方剂。

肾虚并非全是肾阳虚。相反，有时也会出现身体干燥、烘热，这种情况称为"肾阴虚"，治用六味丸。对老年人的痴呆症，并非什么时候都可以使用八味地黄丸。

【处方例】

八味地黄丸 5g，早晚餐后分服。

附方：牛车肾气丸（济生肾气丸）

牛车肾气丸是八味地黄丸加入车前子和牛膝而成。虽然基本组成与八味地黄丸相同，为温补肾阳的方剂，但因加用了车前子，所以对老年人的排尿不爽、尿频尿急也有效。加入牛膝是针对下半身的关节痛。不过，日本的牛车肾气丸中药物用量较少，因此很难发挥出预期的效果。再加上医疗保险的限制，所以要按以下用法使用。

◆膀胱过度敏感、尿急尿频者：牛车肾气丸早晚各2包，清心莲子饮早晚各2包。

◆腰膝足关节痛者：牛车肾气丸早晚各2包，桂枝加术附汤早晚各2包；或牛车肾气丸早晚各2包，疏经活血汤早晚各2包。

疏经活血汤用于有血瘀者，至于"血瘀"是什么，请看

---

① 译者注：日语中"肾"的读音与英文中"基因"的读音相近。

中医学道场之"气血津液辨证"的内容。

（2）加味温胆汤

组成：半夏、竹茹、枳实、人参、生姜、大枣、甘草、远志、酸枣仁、玄参、地黄。

主治：肝脾不和，痰热。

本方用于心理压力引起的消化吸收功能异常，出现恶心呕吐、胸闷等症状。另外，作为心理压力本身引起的精神症状，可见易惊、遇事则心慌不安、噩梦、幻觉等症。在痴呆症中，这些表现与路易体痴呆的症状比较相似。在医疗保险内只有煎药，但各个制药公司均生产了OTC（非处方药物）的浸膏剂。

（3）人参养荣汤

组成：人参、白术、茯苓、熟地黄、当归、芍药、炙甘草、大枣、黄芪、桂皮、远志、五味子、陈皮。

主治：气血两虚，伴有心肾不宁、肺气不降。

关于人参养荣汤，前文已有说明。该方是气血双补之药，因方中有黄芪、五味子，所以宜用于慢性肺病患者。用于治疗COPD患者的体重减少、营养不良等。

【处方例】

人参养荣汤5g，早晚餐后分服。

（4）抑肝散

组成：柴胡、甘草、当归、白术或苍术、茯苓、钩藤。

主治：肝郁化风。

关于抑肝散的功效，前已述及。所谓"肝郁化风"，是指情绪紊乱、植物神经功能失调，出现痉挛、龄齿、急躁、失眠等症状。所以，抑肝散主要对 BPSD 中的兴奋、易怒、失眠、情绪不稳、幻觉等阳性症状有效，而对那些没有精力、抑郁、悲哀、食欲不振等阴性症状者效果反而不好。那种只要是 BPSD 都可用抑肝散的说法，是非常错误的。对于阴性症状，宜用前述的人参养荣汤。若为阳性症状，但无食欲、拒食者，用抑肝散加陈皮、半夏。

【处方例】

抑肝散 5g，早晚餐后分服。若症状仅见于夜间，以抑肝散 5g，午晚餐后分服。症状较轻者，抑肝散 2.5g，睡前服。

不过，也有人认为以抑肝散与雷美替胺合用为好。所谓"宜用某"之类"治疗上的启示"，日本汉方称为"口诀"，是基于经验而无科学根据。但是，抑肝散原本用于儿童，使用"母子同服"的方法，这也是一种口诀，在用治痴呆症时，改作"看护人与患者同服"确实有效。在痴呆症的老年患者 BPSD 较严重时，看护人也会出现精神不安，双方多形成恶性循环。特别是在家庭医疗中会如此。因此，让看护人同时服用抑肝散，双方都能心情安定而舒缓。

【案例 1】100 岁，女性。

痴呆症进展中，有夜间徘徊、兴奋、进食异物等现象，看护的家人感到精疲力竭。处以抑肝散睡前服，其后患者夜间睡眠好转。原以为是药物起效，所以患者变安静了。后来才知，患者在情绪安定后就不再服药了，而是看护人在服药。随意停药、服药之事，虽让人感到无奈，但此案患者的结果还算不错。

【案例 2】91 岁，女性。

患者入住养老院，在"起步"时会出现问题（实际上是不能独立行走而有跌倒的可能），已用过氟哌啶醇。首先处以富马酸喹硫平，其后改为抑肝散。在要迈步的时候由看护人员辅助。其后，步行逐渐安稳了。

（5）加味归脾汤

组成：白术（有的厂家用苍术）、茯苓、黄芪、龙眼肉、酸枣仁、人参、木香、炙甘草、当归、远志、柴胡、山栀子。

功效：益气补血，健脾养心，清热解郁。

归脾汤加柴胡和山栀子，即加味归脾汤。用于心悸、健忘、失眠、焦虑、发热、食欲缺乏、倦怠、面色不佳，伴有焦躁、烘热者。在用于治疗 BPSD 时，医疗保险的病名是"焦虑"。

【处方例】

用于 BPSD 时，以加味归脾汤 1 次 2 包（身材矮小者 1 次 1 包），早晚餐后服。

中医学道场 1：气血津液辨证

中医学认为，人体内循环着气、血和津液（也称为水）。其中，最重要的是"气"，"气"为生命的本质。"气"的定义前已述及，即"有功能而无形体"。关于"气"的词语，在日常生活中使用十分频繁。例如"空气""电气""天气"等。所有的具有某种作用但却无形色者，总称为"气"。其中，机体之"气"用英文说，基本上就是 energy，以 energy 为基础进行的 signaling，即信息传递也称为"气"。所有的事物都是由"气"的凝聚而成，这与爱因斯坦的 $E=mc^2$ 同义。体内energy 降低的状态，称为"气虚"，signaling 停滞的状态是"气滞"，混乱的状态是"气逆"。抑肝散是治疗气逆的方剂。

"血"是体内流动的赤色液体。在中医学，相比于血液这种物质，人们更重视其作用。血液能够运送营养和代谢产物，并温暖机体。重要的是，"气"居于"血"中，"血"因"气"而流动。属于能量的"气"，离开物质就无法存在，必须存在于物质之内。一方面，将"气"运送于全身的，就是称为"血"的物质。另一方面，属于物质的"血"，正因其内有"气"才能流动。死人的血液不能流动，是因为失去了"气"。就是说，能量与物质是等价的。"血"的功能降低称为"血虚"，"血"的循环停滞、紊乱称为"血瘀"。

津液就是体液本身。流动于全身的是"津"，而如关节腔液那样，停留于一定部位的称为"液"。日本汉方将"津液"和"水"作为基本相同的概念处理，而在中医学中，"水"是指病理产物的液体，与属于生理性体液成分的"津液"有区别。"津液"依赖于气而循行全身。没有能量，液体就不可能流动。津液不足而干燥的状态称为阴虚（为何不称为"液虚"或"水虚"，将在下文的"八纲辨证"中说明），津液循行不畅的状态，称为"痰饮"或"水停"（"痰""饮""水停"有何不同等问题，则属于个人兴趣的领域）。（图 10）

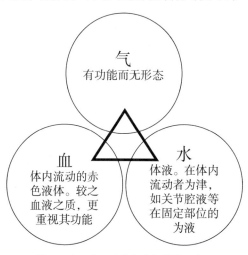

图 10　气、血、水的概念与关系示意图

第3章 便秘

本章要点: ─────────────────────

★老年人肠道黏液分泌减少引起的便秘，要用麻子仁丸。

★肠道内气体多时，合用大建中汤。

★腹痛而"不可触近"，是使用大建中汤的简单指征。

老年人便秘要用麻子仁丸

便秘是老年人日常多发的症状。如前所述，慢性便秘的诊疗指南推荐了大黄甘草汤。大黄与番泻叶相同，含有番泻苷B。西医也使用大黄末等药，其具有泻下作用是当然的。但是，前已述及，仅仅依赖大黄的泻下剂，一定会使患者出现耐受性。

如果要推荐老年人便秘的汉方方剂，无论如何都要说说麻子仁丸。如下文所论，关于麻子仁丸，已有设计得非常好的双盲随机对照试验，仅此就可以说，该方是全世界不多见的泻下剂。而且，对体力虚弱的老年人，该方也是能够强烈推荐的泻下药。也有仅用泻药难以解决的便秘，那就是脑卒中后 ADL 大大降低的老年人便秘。对此，正在实施随机化对照试验，研究大建中汤的效果。

【循证医学证据】

（1）麻子仁丸

2011年，香港浸会大学的郑颂华等，在美国胃肠病学杂志上发表了设计得很好的双盲对照试验的结果[17]。该研究分为两个阶段。首先将96人的功能性便秘（依据ROMA Ⅲ分类）患者分为3组，每天分别给予麻子仁丸2.5g、5g、7.5g，共8周。使用完全自发性排便（CSBM）的国际性便秘评价指标进行比较，结果服用7.5g组患者的效果最好。其次，他们又将120名功能性便秘患者随机分为2组，分别投以麻子仁丸和安慰剂各8周，在使用CSBM评价便秘改善情况的同时，也对不良事件进行了观察。结果，麻子仁丸组患者便秘改善率达到43%，显著高于安慰剂组的8.3%，且未观察到严重不良事件，两组的追踪率均达到70%。此项研究完全满足了目前对临床研究要求的条件，可以说证据质量（QoE）非常高。近年有学者还进行了Meta分析，结果也确认了麻子仁丸的泻下效果[18]。

（2）大建中汤

根据东北大学沼田与笔者等的报告，大建中汤可改善脑卒中后遗症患者的便秘[19]。研究对象为20～90岁、有脑卒中病史，且根据ROMA Ⅲ分类诊断为功能性便秘的患者34人，随机分为大建中汤组和普通治疗组。观察期间为4周，全部对象均追踪至试验结束。对比治疗前后便秘评分系统（CSS）的评分和腹部X线检查计算的肠道气体量（GVS），结果显示，大建中汤组较普通治疗组有明显改善，差异有统计学意义。图11是CSS的变化，图12是GVS的变化。由两图可知，投以大建中汤后，CSS与GVS两指标均显示出有意义的改善。

　　大建中汤临床应用很广，但直到 2015 年才终于有了双盲随机对照试验，报告了此方改善腹部术后早期肠道蠕动功能的数据[20]。根据东北大学高山氏等的研究，其作用机制是增加了肠系膜的动脉血流量。

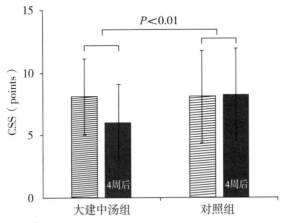

图 11　大建中汤对脑卒中后遗症便秘（CSS）的效果

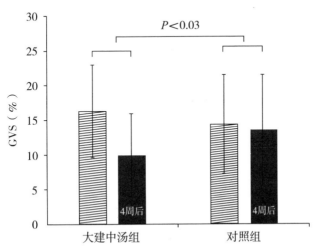

图 12　大建中汤对脑卒中后遗症便秘（GVS）的效果

【方剂解说】

（1）麻子仁丸

组成：麻子仁、芍药、枳实、大黄、厚朴、杏仁、蜂蜜。

主治：脾胃燥热，脾约便秘。

该方适宜于肠道黏膜分泌液减少、肠道干燥，使大便干燥而成便秘者。该方本是治疗胃肠炎中因炎症导致的便秘。老年人因肠道黏液分泌减少，大便容易干燥，这种病态是该方很好的适应证。从中医学的角度看，对于干燥症状较重的老年便秘患者，润肠汤[①]更为适宜，但在一般诊疗中也要求速效性。起效快，且不易发生如番泻叶和大黄末那样的耐受性，不会消耗老年人的体力，能够满足这些要求的就是麻子仁丸。

麻子仁丸中虽含有大黄，每包药中所含大黄的量也因生产厂家而略异，但大致为1g。考虑制造时要经过煎煮，方中所含番泻苷B要少于1g大黄末。即使如此，该方也依然有效。这是因为方中的麻子仁、枳实等能刺激肠道蠕动，其油性成分可使粪便变得滑利，均有助于排便。通过减少大黄用量并加入其他药物，能够得到自然且无疼痛的排便。使用麻子仁丸的一个简单指标是要看患者在未服泻药时，大便是否干燥如羊粪状。在肠道气体较多时，合用大建中汤。

【处方例】

麻子仁丸浸膏剂每包2.5g。衰弱的老年人，可以先在睡前试服1包，如药力不足，改服2包。如果一次不能服下2包药，可早晚各服1包。没有必要超过上述剂量。

---

① 译者注：日本所用润肠汤的组成为地黄、当归、黄芩、枳壳、杏仁、厚朴、大黄、桃仁、甘草、麻子仁。本方出自《万病回春》，书中本方为生地黄和熟地黄同用。

（2）大建中汤

组成：山椒（本为蜀椒）、干姜、人参、胶饴。

主治：中焦阳虚，阴寒上逆。

《金匮要略》记载的大建中汤的本来用法是最易理解的。其云："心胸中大寒痛，呕不能饮食，腹中寒，上冲皮起，出见有头足，上下痛而不可触近，大建中汤主之。"

这一记载与肠梗阻的特点极为近似，所以一直以来这一方药广泛用于腹部术后肠梗阻的预防。腹痛，且因疼痛而拒绝触摸腹部，是使用大建中汤的一个简明指征。

【案例】

笔者曾接受过腹部手术，有时肠道会突然剧烈疼痛，达到让人想到肠梗阻的程度。半日之中服用 15 包大建中汤，阻塞的肠道一下子就通畅了，疼痛也痊愈了。当时并未到医院检查，所以不知道是不是肠梗阻。

关于大建中汤的用量，再稍加说明。有一次，一位消化外科的医师提问："大建中汤每次不服 2 包的话，就没有效果吗？"我回答说："我每次服 9 包哟。"他吃了一惊。我因患大肠癌而切除了大肠，原也有肠易激综合征，所以肠道蠕动常出问题，发生胀气的现象。每当此时，将大建中汤浸膏颗粒剂 9 包用开水溶解服下，肠道就能蠕动了。此时必须用开水溶解，边吹气降温边服用才可，用普通温度的水是不行的。

大建中汤浸膏颗粒剂（医疗用）每次服 2 包的话，1 日量为 15g，其中 10g 实际上是胶饴，即饴糖。为何要用饴糖呢？中医药学教科书中有煞有介事的解说，但笔者认为，大概是古代的患者因进食不足而有营养不良，因此加入能够很快被吸收的饴糖，作为能量来源吧。由于这样的原因，即使1次2包、1日3次的话，除了饴糖，从干姜5g、山椒2g、人参3g中提取的干燥浸膏，只有1.25g。在腹部因气滞而膨胀时，这么少的量是不会有效的。本来干姜用5g就有问题，原典中干姜的用量是5两。据说，大建中汤的原典《金匮要略》成书于距今1800年以前的东汉末年。当时的1两相当于14g，5两的话约为70g。所以，如上所述，既然双盲对照试验已经证明，用于预防，目前的用量可以说是有效的，但因气体大量潴留而胀满时，1次仅服2包不会有效。我一次服用9包，一点也不奇怪。

麻子仁丸显效案

80 岁卧床状态的男性，长期住在老年医院（类似于养老院）。一到傍晚，他的下腹部就会像吹气一样膨胀起来，特别是左下腹胀满难忍，服用泻药或灌肠治疗均无效。在综合医院消化科行内窥镜检查，见乙状结肠过长。患者询问如何处理，医师说没有什么办法。患者高龄，卧床不起，也不能手术，没有办法，只能每天人工取便，医院的职员们也很厌烦。

怎么办才好呢？职员们向我讨要办法，我也一时没有想起有什么著名的案例。哎！这是便秘，就用麻子仁丸吧！于是，我以所谓"病名汉方"[①]的方法，处以麻子仁丸。服药后，患者过去怎么也排不出来的大便和气体，竟然能够正常地排出了。这对患者本人和医院的职员们，都有很大帮助。

笔者本人对此现象进行了思考。我平时总是自以为是地说"不能按病名处汉方"，而在无奈之中根据"便秘用麻子仁丸"进行处方，却取得了很好的效果。唉！世上也有这样的事情啊！

---

① 译者注："病名汉方"，即仅根据病名而非辨证就处以汉方药的方法。

第4章　误吸性肺炎

本章要点：

★半夏厚朴汤能预防假性球麻痹引起的误吸性肺炎。

★近年利用空白对照的双盲对照随机化试验已确认其有效性。

半夏厚朴汤能预防假性球麻痹引起的误吸性肺炎

肺炎，现在是日本人死因中的第3位，而造成死亡的肺炎几乎都是老年人的误吸性肺炎。因为设想本书读者是老年医疗相关的临床医师，所以对误吸性肺炎不再予以详细说明。简而言之，球麻痹有大脑基底核病变损伤吞咽反射、咳嗽反射中枢的假性球麻痹，以及桥脑、延髓损伤的真性球麻痹。相较于进食时直接将食物误吸入气管，临床所见的误吸性肺炎几乎都是在睡觉时，口腔食物残渣及杂菌一点点地落入肺中，即所谓的微量吸入引起的。肺炎发生后的治疗方法有停食、静脉滴注适当的抗生素，但没有汉方药的应用。另外，对真性球麻痹，目前汉方无法治疗。汉方可预防假性球麻痹引起的肺炎，此处要介绍的，有些自吹自擂吧，是笔者等对半夏厚朴汤的研究。

【循证医学证据】

我们以随机对照试验，研究了半夏厚朴汤对既往有误吸性肺炎史的患者吞咽反射的影响，结果显示，患者的吞咽反射得到了有意义的改善（图 13）[21]。另外，该方对帕金森病患者也同样有改善吞咽反射的效果[22]，且患者的咳嗽反射也得到改善（图 14）[23]。针对既往有误吸性肺炎的老年患者，实施了为期 12 个月的前瞻性随机对照研究[24]，结果显示，半夏厚朴汤不仅可以有意义地减少肺炎的发生（图 15），对维持自我经口摄食能力也有效（图 16）。在 1 年的观察期中，静脉注射抗生素的量也减少了（图 17）。

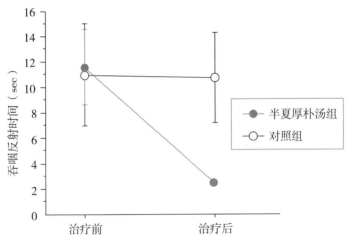

图 13　半夏厚朴汤对吞咽反射的效果

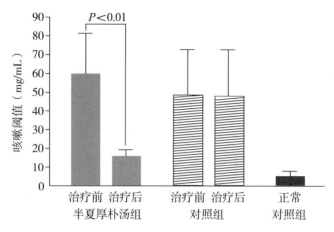

图 14　半夏厚朴汤对咳嗽反射的效果

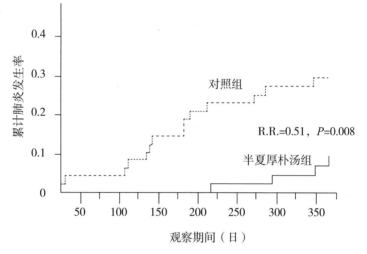

图 15　半夏厚朴汤对肺炎发生的抑制效果

　　这就是笔者毕生研究所得的半夏厚朴汤对误吸性肺炎的预防效果，近年终于在使用安慰剂的双盲对照随机试验中得到证实[25]。但是，尽管已经被双盲随机对照试验所确认，但在半夏厚朴汤的医疗保险适应证中，依然未列入"误吸性肺炎预防效果"。在医疗保险处方时，要以"吞咽困难感"的名义使用。

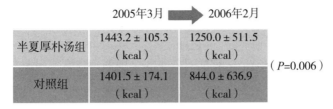

图 16 半夏厚朴汤维持自力经口摄食量的效果

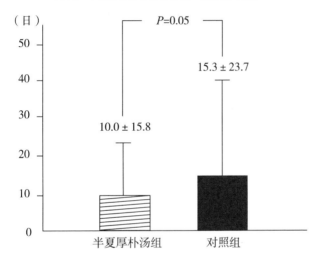

图 17 半夏厚朴汤减少年抗生素使用量的效果

【方剂解说】

半夏厚朴汤

组成：半夏、厚朴、茯苓、生姜、紫苏叶。

主治：痰气郁结，气滞。

在原典《金匮要略》中，有"妇人咽中如有炙脔，半夏厚朴汤主之"的如谜语一样的条文。在现代，这种症状被解释为咽部异感症，精神科称为"歇斯底里球"。实际上，该方常用于躯体化表现较重的抑郁患者，可将该方理解为汉方的一个抗抑郁剂。但是，半夏厚朴汤也用作祛痰剂。就是说，不仅在有"堵塞感"的时候使用本方，真有痰阻于咽喉时，也可使用此方。

半夏厚朴汤最适宜的对象主要是因假性球麻痹引起咽喉吞咽反射、咳嗽反射减弱，导致微量吸入的患者。这种现象属于信号的停滞，故可以说半夏厚朴汤主治的是气滞。对于因胃肠蠕动减弱、胃食管反流而发生的误吸入，仅用半夏厚朴汤不能完全解决问题。此时，要用茯苓饮①合半夏厚朴汤，或用六君子汤。当肠道充满气体，便秘也较重，食物不能向下输送而发生反流时，合用大建中汤。

开始服药时，以本方的1日常用量分3次服，约2周后出现效果，其后可改为1日量的2/3，分2次服，持续服用。半夏厚朴汤仅在服药期间有效。个人经验是，停药约2周吞咽障碍会复发。作为不良反应，仅有数例报告出现皮疹，认为是过敏引起，所以此方是非常安全的。

但是，吞咽反射本已降低的患者，如何才能服下本方呢？可以在服用方法上下些功夫，比如将药物拌在营养果冻、酸奶或糊状食物之中，或将本方用热水溶解后与糊状药剂混合，或者混合于患者尚能吞咽的食物之中等。在这种情况下，就不必拘泥于"餐前服用"的要求。

【处方例】

半夏厚朴汤7.5g，混入食物中每餐服用。

---

① 译者注：茯苓饮，即《金匮要略》所载之《外台》茯苓饮，组成为人参、白术、茯苓、陈皮、生姜、枳实。

第5章　下呼吸道感染

本章要点：

★使用汉方浸膏剂时，咳嗽不能以麦门冬汤为主进行治疗。

★对于剧烈咳嗽，应以麻杏甘石汤和五虎汤为主。

汉方对肺炎有效吗？在考虑那种假装不知道的问题之前，正确的做法是通过岩田健太郎先生的书，来理解适合于老年人肺炎的抗生素。但是，对咳嗽、咳痰等临床症状，并用汉方药进行治疗是合理的。如前所述，咳嗽的诊疗指南中收载着麦门冬汤。但是，对支气管炎或肺炎引起的咳嗽，处以麦门冬汤1次1包，每天3次，恐怕没有什么作用。

麦门冬汤浸膏颗粒剂（医疗用）的1日量（3包）中，含有从麦门冬10g、粳米5g、半夏5g、大枣3g、甘草2g、人参2g中抽提的干燥浸膏6g。其中具有镇咳作用的，只有麦门冬和半夏。要说麦门冬10g是否能止咳，笔者的经验是不能。看一下麦门冬汤本来的组成就明白了。

麦门冬汤与大建中汤相同，都是《金匮要略》所载之方。《金匮要略》所载本方用量是：麦门冬七升，半夏一升，人参三两，甘草二两，粳米三合，大枣十二枚。按照一般的说法，

《金匮要略》写于汉代，汉代的一升相当于 200mL。七升则为 1400mL，即 1.4L。麦门冬是植物沿阶草的块根，但书中并非以重量计算而是用升。原典的指示是用麦冬 1.4L。1.4L 干燥的麦门冬，大概有数百克吧。10g 的话，不是开玩笑吗？半夏也不是用重量计算，而是一升，大约为 200mL。用 5g 半夏，也不像话。曾就"麦门冬汤对咳嗽是否有效"与现任日本东洋医学会会长伊藤隆有过激烈的争论，包括我在内的几名汉方医师都说无效，伊藤则主张"很有效"而不退让。但在争论过程中知道，伊藤氏说的是煎药，而我们说的是浸膏剂，于是就互相理解了。

　　因为这样，无论多少诊疗指南有收载，对因支气管炎或肺炎而剧烈咳嗽的人，处以麦门冬汤浸膏颗粒（医疗用）1 次 1 包，1 日 3 次，是不会有效的。要使麦门冬达到数百克的话，服用几十包浸膏颗粒剂也不够。所以，在使用浸膏剂的汉方诊疗中，咳嗽不能以麦门冬汤为主进行治疗。对于剧烈咳嗽，要以麻杏甘石汤或五虎汤[1] 为主进行治疗。麦门冬汤能使呼吸道上皮的绒毛运动活化，帮助痰的咳出，故可以此目的合用该方。简言之，本方相当于瑞巴派特[2]。对咳嗽，没有人会仅仅处以瑞巴派特。同样，对咳嗽仅使用麦门冬汤也是不行的。

【处方例 1】支气管炎剧烈咳嗽时的处方。

　　麻杏甘石汤浸膏颗粒（医疗用）（或五虎汤），1 次 2 包，1 日 3 次。

　　麦门冬汤浸膏颗粒（医疗用），1 日 1 包，1 日 3 次。

---

① 译者注：五虎汤，出自《万病回春》，即麻杏甘石汤加桑白皮。
② 译者注：瑞巴派特在日本常被作为祛痰药物使用。

以上两药合用。

【处方例 2】肺炎咳嗽时的处方。

清肺汤 1[①]，1 次 2 包，1 日 3 次。

五虎汤浸膏颗粒（医疗用），1 次 2 包，1 日 3 次。

两药合用。

在小鼠的实验中，清肺汤可抑制呼吸道上皮细胞的黄嘌呤氧化酶，减少活性氧，防止上皮细胞损伤[26]。

① 译者注：清肺汤，出自《万病回春》，药物组成：当归、麦门冬、茯苓、黄芩、桔梗、杏仁、山栀子、桑白皮、大枣、陈皮、甘草、五味子、生姜、竹茹、天门冬、贝母。

关于汉方药的合用

以前，在某学会就汉方做学术报告时，会场中有一位看着好像初学者的医师问道："听说汉方药以不合用为宜，到底如何呢？"

当时，学术会上有一位能自由使用中医学的先生，他介绍的案例几乎都是合方。大概是因此，才有这样的问题吧。还没等我回答，这位先生就马上说："方剂合用很好啊。合方为好。"

这位先生说得斩钉截铁，所以询问者虽还似有疑惑不解，但不再作声了。

如果懂得汉方的辨证和生药学知识，即本草学的话，合用汉方药常常能够提高疗效。本来，各个方剂是考虑每一味生药的效能而组合起来的，所以懂得了各个生药的效能，将某方与其他方剂合用，能够明白整体的生药组成会如何、可以期待什么样的效果的话，就有合用之妙。

以咳嗽的处方为例，麻杏甘石汤含有强力镇咳的麻黄和辅助麻黄的杏仁，再加以具有抗炎作用的甘草和石膏。五虎汤是在此基础上，再加用镇咳药桑白皮而成。将麦门冬汤与它们合用，能够期待麦门冬的滋润效果，在使痰变稀而容易排出的同时，又有人参、甘草、大枣等，可以减轻麻黄对胃肠功能的不良影响。如果能明白这些道理，合用就是有意义的。

不懂得这些知识的人，还是不要合用为好。这就是人们常说的"汉方药不宜合用"的意思。这是告诉初学者，在什么也不懂的时候，不要随便使用汉方药。在本书中经常出现合用的情况，希望读者知道，只要按照本书所说的方法，都是有效的合用。

第6章　食欲不振

本章要点：

★对老年人食欲不振有效的汉方不仅是六君子汤，但该方的循证医学证据最为丰富。

★要根据症状进行组合用药。

★消化道出现气滞症状时，宜用香苏散。

六君子汤和香苏散

对老年人食欲不振有效的汉方药，并非只有六君子汤，但最近首先考虑使用六君子汤的倾向比较强。确实，该方的循证依据也最为丰富。因此，笔者首先从六君子汤开始解说，并涉及其加减方。另外，香苏散临床上也很常用，故在方剂解说中加以说明。

【循证依据】

2016 年，Oteki T 氏将接受卡铂、顺铂和非白金制剂三种抗癌剂治疗的肺癌患者，分为服用六君子汤组和不用六君子汤组，在使用抗癌剂的第 7 天比较两组患者的食欲。结果显示，在接受卡铂治疗的患者中，服用六君子汤组患者食欲有意义地增加，但在顺铂、非白金制剂治疗组，未见有意义的差异[27]。

另有一项很小规模的研究，Takahashi T 氏以接受贲门部保存术的胃癌患者为对象，观察六君子汤的效果。结果显示，六君子汤不仅可以改善自觉症状，利用（99m）Tc 标记固体闪烁显像也观察到，针对固形物的胃蠕动也有增强。同样，作为小规模的随机化对照试验，Takiguchi 氏将接受胃摘除术的胃癌患者分为六君子汤服用组和非服用组，结果服用组在上消化道癌症术后功能障碍（DAUGS）评分得到改善的同时，血中生长激素释放肽浓度也有明显升高。作为六君子汤的主要药理机制，生长激素释放肽的活化受到瞩目[28]。

【方剂解说】

六君子汤

组成：人参、白术或苍术、茯苓、半夏、陈皮、炙甘草、生姜、大枣。

主治：脾胃气虚，痰湿。

中医学所说的"脾"，是指全部消化吸收功能（参阅中医学道场"五脏六腑辨证"）。中医学所说的"胃"与西医学的胃没有区别。消化吸收功能降低、胃的蠕动变弱、食物停滞，即是脾胃气虚、痰湿。所谓痰、湿，本来是指正常水液代谢迟缓，停滞于局部而引起的种种症状，这里是表现出食物残渣堆积的感觉，没有精神、容易疲劳、四肢无力感等气虚的症状，再加上食欲不振、消化不良、进食减少等脾气虚的症状，并见恶心呕吐、腹满、便溏等痰湿的症状，就是六君子汤的主治。

在痰湿较重时，虽有加入了木香、砂仁的香砂六君子汤，但使用浸膏剂时，可以六君子汤合用香苏散。吞酸、烧心症状较重时，加黄连而成黄连六君子汤；浸膏剂的话，黄连汤与此方比较接近。与精神压力有关时，加柴胡、芍药而成柴芍六君子汤；用浸膏剂的话，可以合用四逆散来代替。

【处方例】

六君子汤 5g，早晚餐后分服；黄连汤 7.5g，每餐后服。

【案例1】重度心身障碍患者的胃食管反流。

患者为伴有严重胃食管反流、经常发生误吸性肺炎的重度心身障碍者，处以六君子汤，并利用吞咽造影技术测定钡剂通过食管的时间。结果，服药后，钡剂通过食管的时间由4分钟缩短至30秒，误吞咽现象消失。

如上所述，对于食欲不振，人们喜用六君子汤，但笔者多用的还是香苏散（香附子、炙甘草、苏叶、生姜、陈皮）。香苏散主治风寒表证伴有气滞，出现恶寒发热、头痛无汗、胸闷腹满、食欲不振等症。从这些症状可以看出，此方是胃肠虚弱之人的感冒药。

但是，在实际临床上，即使不是感冒，而单纯是胸闷腹满、食欲不振等气滞症状，此方也很有效。"气"是有功能而无形体者的总称，医学的"气"是生命的能量和以之为媒介的信息传递。其信息传递不能顺利进行的状态就是气滞，此时表现为各种各样的精神症状和植物神经功能失调的症状。当症状主要表现在消化系统时，以香苏散为宜。

诊疗时需要注意，有的公司香苏散浸膏剂的医疗保险适应证不仅有感冒，也有神经症、轻度抑郁症状等，可以这一目的而用。有的公司的香苏散浸膏颗粒（医疗用）的适应证仅有感冒，所以不能用于这一目的。

【案例2】86岁，女性患者。

痴呆症晚期，几乎不吃不喝。处以香苏散，早晚各服1包。因为已经是临终期医疗，即使不进食，也未给予输液等治疗。将香苏散混合于营养果冻中让患者服下。我想患者不吃不喝，很快就会去世吧，但在服用香苏散之后，患者开始1日3次进食营养果冻和营养辅助饮料，在低水平状态下稳定地持续了1个月。正巧，笔者因事离开了那个医院，所以不清楚此后的情况。

临终期医疗是对患者最后阶段的处理，但尽管是临终期，也并非患者想喝也不让喝。若患者能够自然饮水、进食的话，仅进食其喜欢的量，是完全没有问题的。

六君子汤与四君子汤

六君子汤是相对较常用的汉方药，本来是四君子汤的变化方。四君子汤由人参、白术、茯苓、炙甘草4味药物构成，而六君子汤是再加入陈皮和半夏。四君子汤是胃肠虚弱之人的基本方，这已在前述人参养荣汤时说明了。此方用于易疲劳、没有精力、食欲不振、消化不良、泥状便或水样便、手足无力感，简而言之，是用于因胃肠虚弱，消化吸收不能正常运行，所以整体上体力下降之人。

与此相对，六君子汤是再加以陈皮和半夏，用于伴有烧心、胃部不适、恶心呕吐等症时。该方也曾被用于反流性食管炎，但目前对反流性食管炎，主流的方法是用西药抑制胃酸，该方就很少使用了。但是，也有患者没有胃酸反流，却出现很像反流一样的烧心、胃部不适、恶心等症状，即非糜烂性反流性病（NERD）。在 NERD 中，既有因夜间一过性胃酸反流造成而质子泵抑制剂（PPI）治疗有效的患者，也有与食管知觉过敏及反流没有关系，原因无法确定的"功能性烧心"等，六君子汤对此有效。

尽管如此，实际上无论是四君子汤还是六君子汤，均有生姜和大枣。这两味尽管都是很好的药物，但为何没有将它们计入方中药物的数目呢？也许是因为将生姜和大枣"加到胃肠药中是当然的"，所以就未将它们计入吧。不过，这只是我含含糊糊的推理，至于说两药从"四君子"和"六君子"之中遗漏的真正原因，实话说，我不知道。

中医学道场2：五脏六腑辨证

中医学中，主要的脏器有五脏和六腑。五脏为心脏、肝脏、脾脏、肺脏、肾脏。六腑是胃、小肠、大肠、胆囊、膀胱、三焦。

其中，三焦和胆囊以外的六腑，与西医学的相关概念基本一致，比较容易理解，它们都是空腔脏器。三焦就是躯干，横膈膜以上为上焦，盆腔以下为下焦，两者中间为中焦。胆囊意味着什么不太清楚，其主决断，也许包括了一部分脑的功能（"胆大"一词，就是来源于此）。

与六腑相对，五脏的功能难以理解，与西医学的脏器概念有相当大的差异。实际上就五脏到底是什么，历史上曾有过各种各样的认识。将那些认识勉强统一起来，就常常会有破绽。在理解这一情况的基础上，希望大家能够根据如下所述来理解五脏。

❶心脏：与意识（神）相关，主持思维活动，主血脉。其中仅"主血脉"的功能与西医学相同。或许古人认为，只有血液循环正常，才能有意识；只有有了意识，才可能有思维活动。

❷肺脏：通过呼吸，吸入天之气（所谓"藏魄"），与胃消化吸收的饮食之气相合，输送到全身。另外，肺脏还有布散津液到全身的功能。

❸肝脏：是情绪、植物神经系统的中枢（所谓"藏魂"）。通过植物神经系统，还可调节全身的血流量。肝还与视觉有关。就是说，"肝"即是"动物脑"的部分。这虽是原始性的，但对于生存而言不可缺少。

❹脾脏：实际上是指现在所说的胰腺的功能，指全部的消化吸收功能。因为胰腺被大网膜和内脏脂肪所覆盖，故古代解剖学未能发现，于是认为脾脏调节着消化道。若不能正常进食的话，大脑也会迟钝。因此，脾脏还"藏意"。

❺肾脏：正如在解说八味地黄丸时所说的那样，肾藏精，是生命的根本，主生殖，还调节水液代谢。"精"可以认为是基因组。基因表达结构本身就是肾。为何说肾主水液代谢呢？对此，必须以古人的头脑来考虑。即使现在，也是将生殖和排尿器官统一称为"泌尿器官"。古人也做解剖。所以大概就是"那个事情与这个事情总之是一起的吧"。

大概有人会问：那大脑到哪里去了呢？脑与髓、骨、脉、女子胞（子宫）一起被称为"奇恒之腑"。即使看到了大脑，大概古人也不知道它在做什么，有什么功能。因为大脑与其他部位的联络不易被发现，即使切开，看上去也只是像灰色的豆腐堆积在一起。在中医学中，直到清代受到西医学的影响，在痴呆症时介绍过的王清任等，才开始使用"脑虚"的概念，但并未固定下来。

以上是关于五脏六腑的说明。为何脏有五个而腑有六个？原因可能在4000年的中华文化中……简而言之，笔者也不知道。这些概念都记录在由远古著名帝王黄帝与名医臣子问答写成的《黄帝内经》一书中，所以恐怕只能去问黄帝了。但是，从历史的流变来看，六腑的概念随着时代变迁有较大的变化，最终勉强形成了目前的形态。而五脏（心、肝、脾、肺、肾）的概念是以"五行学说"为背景，从据说成书于公元前的《黄帝内经》直到现在，基本上没有变化。

所谓五行学说，是一种认为世界能够还原为木、火、土、金、水5种要素的思想。事实上，无论是古希腊哲学，还是古印度医学，都有近似的见解。这种认识与现代科学的"基本粒子"概念近似，是一种如果将复杂的自然现象还原，都会达到某种基本存在的认识。我对物理学不熟悉，所以不知道现在有多少基本粒子，但古人认为有木、火、土、金、水5种。

这不是非科学的理论。这是一种认为"这个世界有基本法则"的认识。五行学说认为，无论多么复杂的自然现象，都受到某种法则的支配，若能理解这种法则，那么就可以理解自然现象。这是一种非常科学的思想。其还原要素是木、火、土、金、水5种，这对于只能依赖5种感觉（视觉、听觉、嗅觉、味觉、触觉，五感也来源于"五行学说"）来观察事物的古人而言，可以说是很自然的事情。那些想说"为何是五脏"者的心情，是可以理解的，但作为人类科学探求活动的反映，希望读者也能够理解。

第7章 一般感冒、新型冠状病毒感染与流行性感冒

本章要点：

★感冒初期要分清是伤寒还是温病。

★感冒迁延不愈，应根据汉方医学的不同病期，选用承气汤类和小柴胡汤等。

★业已证明，葛根汤合小柴胡汤加桔梗、石膏治疗新型冠状病毒感染有效。

★麻黄汤退热效果优于奥司他韦。

1. 一般感冒

让人感到意外的是，老年人一般不感冒。当然，每天精力充沛地活跃于社会中的老年人不用说了，在家中或养老院中需要看护的老年人也很少感冒。尽管如此，老年人也并非绝对不感冒，而且治疗感冒的汉方关系着对汉方的全面理解，所以要在这里加以说明。

根据中国进行的系统评价[29]，中国有6项双盲随机对照试验研究，其中4篇是中文文献，2篇是英文文献。将这些文献进行综合分析后，做出了中成药对感冒有效的结论。但是，

将不同药剂的研究数据进行综合分析，是否可以呢？

一般而言，针对汉方治疗普通感冒是否有效，实施随机对照试验和双盲随机对照试验是没有意义的。对于理所当然的事情，去寻求粗疏的证据是不明智的。例如，从飞机上跳下时，使用降落伞是否比不用降落伞更安全？没有人会去做这样的对照研究，这样的情况在循证医学（EMB）中被称为"降落伞之喻"。

日本人都认为，葛根汤对感冒有效是当然的，但其药理机制恐怕是非常复杂的。Saito N 氏报告，葛根汤能够抑制感染鼻病毒的人的鼻腔上皮细胞释放细胞因子[30]。但尚不清楚是哪个生药的什么成分，发挥了这样的作用。

（1）感冒初期的汉方药用法

首先，要区别是伤寒还是温病。伤寒有恶寒的症状，而温病则发热。医疗用浸膏剂中，没有治疗温病的药物，可让患者服用药局（药店）销售的银翘散。

伤寒会有恶寒，其中又有两类，即无汗者与汗出者。前者为伤寒病中的伤寒，后者为伤寒病中的中风。

无汗而恶寒者用麻黄汤，汗出而当风就觉恶寒（恶风）者用桂枝汤。虽无汗但达不到伤寒的恶寒程度，而是在当风时感到恶寒者为中间型，用葛根汤。均每次服药 3 包，服后以被褥或厚衣覆盖躺下。患者实际的体温有多高，并不重要。恶寒而无汗用麻黄汤，恶风而汗出用桂枝汤，恶风而无汗用葛根汤。就是说，葛根汤证是伤寒和中风的中间型。再强调一下，用浸膏剂治疗时，每次必须服 3 包。但是，与西药的感冒药不同，上述药物均可服 3 次。每 2～3 小时服 1 次，共服 3 次，即可痊愈。不愈的话，就是你的诊断有误。

这些药物必须在感冒初期服用，所以最好将用法告诉患者，让患者将其作为常备药置于家中。感觉有感冒症状，再来医院的话就晚了。

（2）治疗感冒缠绵不愈的汉方

以上就感冒初期的汉方用法做了说明，但实际上在感冒刚开始就到医疗机构就诊的患者很少，往往是在感冒迁延不愈时才去看医生的。

迁延不愈的感冒主要有两种。

一是高热持续多天者。如果是现在，就必须与新型冠状病毒感染和肺炎进行鉴别。在感冒开始时，不要用汉方的认识进行诊断。如果既非新型冠状病毒感染，也非肺炎，却持续高热的话，就是阳明病。阳明病的代表治法是泻下，根据病情有大承气汤、小承气汤、麻子仁丸等方。麻子仁丸效果温和，可作为治疗一般便秘的泻药，但没有系统学习过汉方的人，不要使用大承气汤等方剂。当然，大承气汤浸膏剂效力已经大大减弱，所以无须担心，但使用通常用量时完全没有效果。我曾治疗过腮腺炎疫苗不良反应引起的脑脊髓膜炎患者，用大承气汤获得显效，但因此引起了患者的严重腹泻，几乎达到了需要进 ICU（重症监护室）的程度。另外，服用大承气汤浸膏颗粒（医疗用）而毫无效果的人，如果服用大承气汤煎剂，有时可因剧烈腹泻导致脱水而需要静脉输液治疗。这样的药物不是门诊可以使用的。

缠绵不愈感冒的第二种，是发热时发时退，患者本人也感觉时热时冷而一筹莫展。此为少阳病。此时要用小柴胡汤。

有咽痛者，用小柴胡汤加桔梗、石膏。

　　少阳病的症状多种多样，在原典《伤寒论》中也说所有的症状"不必悉具"。不过，往来寒热，即时寒时热、反复发作是其特征。在日本汉方中，要再加上"胸胁苦满"，即按压胸胁部出现疼痛，但这并非必见的症状。"胸胁苦满"是将治疗急性炎症的小柴胡汤转用于慢性疾病时的一个简明指标。

　　经过这些阶段之后，会进入消耗期，对此的论述割爱。

老年病的汉方诊疗

风邪与感冒

日文的西医学文献，好像是把"感冒"作为正式医学术语，而将"风邪"当成俗语。其实，本来正好相反，"风邪"是医学术语，而"感冒"是俗语。但医学术语中的"风邪"，与俗语中"风邪"的日语读音不同①。在"中医学道场"中，没有多余的篇幅来讨论邪气。中医学所说的"邪"，是病因的意思。人可因各种理由患病。例如，过寒的话会感冒，过热的话会中暑。此时，寒就被称为"寒邪"，热就被称为"暑邪"。气候潮湿、湿度高时，会发生关节痛和头痛，此为湿邪。在各种病邪中，"使疾病突然发生、骚扰全身，又如一阵风一样消失的邪气"称为"风邪"。感冒是风邪引起的疾病，脑卒中等的病因也是风邪。但是，与感冒是风邪从外部侵入相对，脑卒中是体内发生的病变，故分别称为"外风"和"内风"。治疗当然也就不同。

与"风邪"一词相对，"感冒"之"冒"是冒犯之意，因为感觉是冒犯了风邪，所以称为"感冒"。宋代时设立了全住宿制的最高学府"太学"，学生外出时必须说明理由。如果登记为感冒，说要去看医生、去药局的话，就允许外出。但如果是与朋友一起去喝酒，那么就说不通。学生们在想外出时，只要说"感冒"就可以了。

---

① 译者注：医学术语的"風邪"读音为"ふうじゃ（fujya）"，俗语的"風邪"读音为"かぜ（kaze）"。

2. 新型冠状病毒感染（COVID-19）

东北大学的高山真特命教授等，以新型冠状病毒感染（COVID-19）的轻症至中等症Ⅰ患者为对象，开展了汉方药缓解急性期症状与抑制重症化效果的两项研究。全日本23个医疗机构的共同研究发现，与未用汉方药的患者比较，汉方药服用组患者发展为呼吸衰竭的风险明显降低，有统计学意义。全日本7个医疗机构共同实施的随机化对照试验结果显示，汉方药"葛根汤与小柴胡汤加桔梗石膏"能够早期缓解发热症状；对中等症Ⅰ患者，汉方药可抑制其向呼吸衰竭加重的倾向（Takayama S, et al. Front Pharmacol. 2022, 13:1008946）。

研究提示，在COVID-19急性期的治疗中，汉方药使用安全，有助于缓解发热和抑制重症化。在中国，已将多种中成药用于新型冠状病毒感染，虽然全部报告都有效，但似乎尚未开展双盲随机化对照试验[31]。

在中国合用中成药治疗新型冠状病毒感染是理所当然的事情。有报告说，上海90%以上的患者合用了中医的治疗。因此，也制订了相应的诊疗方案，并反复更新。根据中国最新的诊疗方案，在轻症的观察期，伴有胃肠道症状者推荐使用藿香正气散（胶囊），发热明显时推荐与银翘散相近的制剂。

但是，2022年8月在日本流行的奥密克戎BA.5株引起的症状，与中国方面的报告似有较大差异。一言以蔽之，就是温病少见，大多数患者表现为伤寒。具体而言，几乎所有患者虽然发热，但却诉恶寒，而非诉热感。患者诉恶寒的炎症是伤寒，所以可用《伤寒论》的方剂进行治疗。综合考虑这一症状特点、基本确定奥密克戎株会引起咽炎，以及东北大学关于"葛根汤合小柴胡汤加桔梗石膏可预防重症化"的报告等三方面情况，我采用如下方案进行治疗。

【处方例1】

◆发热37℃，伴有咽炎者：

葛根汤浸膏剂合小柴胡汤加桔梗石膏浸膏剂。用法：每次葛根汤浸膏剂2包、小柴胡汤加桔梗石膏浸膏剂2包，1日3次，每餐后服用，共7天。

◆发热38℃以上，不伴咽炎者：

大青龙汤。用法：以麻黄汤浸膏剂与越婢加术汤浸膏剂各2包作为一次量，1日3次，餐后服，共7天。

◆发热38℃以上，伴有咽炎者：

在上述大青龙汤的基础上，再合用桔梗石膏浸膏细颗粒剂，1次2包。

◆无论有无发热，以支气管炎为主，发生剧烈咳嗽者：

麻杏甘石汤浸膏剂或五虎汤浸膏剂的任何一种，2包，合麦门冬汤2包，作为一次量，1日3次，餐后服，共7天。

◆以腹泻为主者：

五苓散浸膏剂和小柴胡汤浸膏剂各1包，1日3次（相当于柴苓汤浸膏剂的加倍用量）。

◆炎症从咽部到支气管广泛扩散者：

防风通圣散2包，与小柴胡汤加桔梗石膏2包，作为一次量，1日3次，餐后服，共7天。

防风通圣散？看到此方或许有人感到吃惊。此方的组成均为清热药，也就是抗炎药和解表药，即该方是由将病因之"邪"向外驱除的药物所组成。古人为了成仙而服用矿物类药物时，因为药物的不良反应而发生炎症。实际上，此方本来是为了消除这种炎症而制作的方剂。现在当然没有人服用那些矿物类药物了，但从药物组成方面来看，在全身炎症扩散时服用此方是合理的。此方成为减肥药，是最近的事情。

虽很少见，但也有不恶寒而恶热的"温病"患者。此时可让患者到药店购买非处方药银翘散服用。不过，不是1次服1包，而是1次要服4包，大概因为是非处方药，所以生药用量非常少，1次服1包的话，完全没有效果。

在中国的诊疗方案中，也记载着发生肺炎时的中医学治疗方法，但因为我是在门诊部工作的，不接诊新型冠状病毒感染引起肺炎的患者，所以也就无法评论。

另外，上述方药用量均是以成人为标准的。因为本书是老年医疗的书，所以对于倍量时无法饮用的老年人而言，只能服用通常用量。

以上内容是基于2022年日本流行的新型冠状病毒感染的诊治经验写成的。在中文版出版之际，再追加一些2023年的情况。

2023年8月的日本，新型冠状病毒XBB株十分猖獗。其特征是，在发病24小时以内，患者的体温即达39～40℃的高热，患者在此期间诉有寒热往来，而且几乎所有患者均合并咽炎。目前，笔者尚无法基于过去的经验和文献对此病态进行中医学辨证。在发病24小时内即出现高热，好像是伤寒病的太阳病期，但患者又有 2 ～ 3 小时短周期的寒热往来。另外，患者发病之初即伴有咽炎。这种现象既不符合伤寒病的太阳病期，也不同于温病的卫分证。应该如何辨证？笔者尚未得出结论。不过，不知算是幸运还是不幸，XBB 株新型冠状病毒感染出现的高热，无论如何治疗，几乎全部患者都会在 3 天内自然退热，所以难以判断如何辨证论治才是正确的。

3. 流行性感冒

据说新型冠状病毒感染开始流行后的初期研修医师，因为没有机会诊察流感患者，所以不知道流行性感冒是怎样的一种疾病。对没有见过临床实例的人，说明流感是什么样的疾病是很困难的。流感患者较普通感冒患者发热重，也会伴有咳嗽、咽痛等，但与新型冠状病毒感染不同，其发生重症化、导致肺炎的概率较低。新型冠状病毒感染平息之后，流感大概还会在日本流行。以前每年都在冬季发生流行，所以在日本也有若干汉方药的随机化对照试验。有麻黄汤的随机化对照试验，也有中成药的双盲随机对照试验。

【循证医学证据】

Kubo T 等以小儿为对象，将患者分为三组：单用麻黄汤组 17 名患者、单用奥司他韦组 18 名患者、两药合用组 14 名患者，比较各组患者的发热天数[32]。结果，单用麻黄汤组和两药合用组的退热时间，均快于单用奥司他韦组，差异有统计学意义。另外，Nabeshima S 等以成人为对象，对麻黄汤组（10 人）、奥司他韦组（18 人）和扎那米韦组（10 人）进行随机对照试验，结果各组退热时间分别为 29 小时、46 小时、27 小时，说明麻黄汤较奥司他韦退热效果更好，差异有统计学意义，而病毒载量、IFN-alph（干扰素-α）、IL-6（白细胞介素-6）、IL-8（白细胞介素-8）、IL-10（白细胞介素-10）等细胞因子的活性在各组之间没有差别[33]。

中国发表了中成药安体威（麻黄、白茅根、葛根、桂枝、杏仁、干姜、甘草）的大规模双盲随机比较试验[34]。这是一项以包括 225 名 A 型流感确诊患者在内的、总共 480 名呈现流感样症状的患者为对象的双盲随机对照试验，结果显示，安体威退热时间较安慰剂快 17%，相关症状评分较安慰剂下降 50%，差异均具有统计学意义。

【方剂解说】

（1）麻黄汤

组成：麻黄、桂枝、杏仁、炙甘草。

主治：太阳病伤寒（风寒表实证）。

用于"伤寒"（以恶寒为初始症状的疾患的总称，详见中医学道场"六经辨证"）的初期，出现恶寒、头痛、身痛、无汗、咳嗽、呼吸困难、脉浮紧者。所谓恶寒，是指无原因地感觉怕冷，是比较强烈的怕冷。其中重要的是，伴有头痛、无汗、高热、脉的紧张度较高。若恶寒的程度较轻，当风时才感怕冷（称为恶风），自然汗出（自汗），脉弱者，不可用此方。此时，应该用下面讨论的桂枝汤。

【案例 1】21 岁，男性。

以发热 38.2℃，伴咽痛而来诊。流感快速检查为阴性，但根据症状和发病时期，从临床角度诊断为流感。投以麻黄汤1日4包、桔梗石膏1日4包，分4次服用，2天痊愈。

（2）桂枝汤

组成：桂枝、芍药、炙甘草、生姜、大枣。

主治：太阳病中风（风寒表虚证）。

本方所治为伤寒病初期阶段，表现为恶风、头痛、体痛（均较麻黄汤证弱）、汗出（自汗）、鼻鸣（流涕）、脉浮缓。本方所治症状，总体上弱于麻黄汤的适应证，患者的脉象也不紧张。这种情况既有病情较轻者，也有身体抗邪反应较弱者，所以不可一概轻视之。

服桂枝汤时需要注意：服后要进食热粥或热的乌冬面，保持温暖且休息；出汗后要马上更换衣物。恶风而见项部拘紧、无汗者，用葛根汤。

【案例2】

本人在感冒时，大致会出现上述症状，所以服用桂枝汤，1次用热水将3包药物溶解后服用。服用2次后，汗出而愈。

另外，因胃肠虚弱而感冒，伴有恶心、腹满等症时，用香苏散。

（3）香苏散

组成：香附子、炙甘草、苏叶、生姜、陈皮。

主治：风寒表证伴有气滞，呈现恶寒发热、头痛无汗、胸闷腹满、食欲不振等症。

即使是普通感冒，每次也须服3包，否则无效。1次3包，每3小时1次，共3次。

若怕冷更明显，从内里感觉怕冷，不见高热，体力很快丧失，难以起床，须用麻黄附子细辛汤。

（4）麻黄附子细辛汤

组成：麻黄、附子、细辛。

主治：伤寒少阴病（阳虚，风寒表证）。

本方的适合症状是恶寒较重（并非身体战栗那样的恶寒，而是身体从内里感觉发冷，特别是感觉四肢发冷），发热较轻，汗不出，头痛，身体非常疲倦，总想躺下，脉无力。这是体力很弱之人，在感冒之后一下子变得衰弱时的一种病态。患者的免疫反应较弱，所以仅仅是看上去症状较轻而已。这种情况容易发生继发感染，并以感染为契机而发生心衰，很容易重症化，需要慎重观察病程。在患者脉象非常弱时，医师要考虑这种病态。

【案例 3】80 多岁，女性。

自云感冒出现恶寒而来诊。询之得知，2 周以前就开始说"冷啊冷啊"的。略有头痛。诊脉时首先感到患者手凉。脉沉而软弱，舌有腐苔。

据其家属云：让她用暖宝，但本人讨厌而未用；几天前觉有感冒，测体温只有 33℃，吃了一惊，于是赶紧带她到常去的医院就诊。那里给予了"温暖身体的汉方药"。

观其处方，竟然是"葛根汤＋补中益气汤，服用 1 周"！

患者云服药后，怕冷越来越重了。

懂得汉方的医师都会明白，这是典型的、真正的少阴病期（参阅中医学道场的"六经辨证"）！虽为阴阳两虚，但以阳虚为重。若不急救其阳，将会因低体温症而无法挽回。于是停用前医处方，投以麻黄附子细辛汤，嘱患者彻底保暖，并于下周复诊。1 周后，患者基本痊愈了。

"少阴病期不可使用太阳病期的葛根汤"，不理解这一禁忌的医师使用汉方药，就会发生这样的事情。错误使用汉方，会导致严重的后果。希望大家能够认真阅读"中医学道场"的内容。

（5）大青龙汤

组成：麻黄、桂枝、炙甘草、杏仁、生姜、大枣、石膏。

主治：表寒热郁。

对出现高热的流感患者，本来大青龙汤比麻黄汤更适合。症见强烈恶寒、高热、无汗、烦躁、身体沉重酸困、脉浮紧。该方没有医疗用浸膏制剂，但从其药物组成看，可以用麻杏甘石汤2包与桂枝汤1包合用来代替。必须是恶寒强烈、高热、无汗者才可使用。对于呈现恶风、自汗等桂枝汤适应证者，决不可使用本方。

【案例4】腺病毒感染症。

患者的临床症状与流感非常相似，但根据快速检查的结果，判断为腺病毒感染症。投以本方，3天痊愈。

（6）银翘散

组成：连翘、金银花、桔梗、薄荷、竹叶、生甘草、荆芥、淡豆豉、牛蒡子。

主治：风热犯卫。

本方没有健康保险收录的医疗用浸膏剂，也不能用其他药物代替。但是，在新型冠状病毒感染初期出现发热时，此方最为常用。

所谓风热犯卫，主要表现为发热而恶寒轻微，但患者还是以热感为主。其他还有汗出不畅、头痛、口渴、咳嗽、咽痛、咽红等感冒症状。该方与前面介绍的各个方剂适应证最大的不同是，发热而恶寒相对较轻，反见恶热。此非"以恶寒开始的疾患"，即并非伤寒病，而是温病。在日本的医疗用汉方浸膏剂中，没有针对温病的方剂。对发热而恶寒相对轻微的新型冠状病毒感染，无法仅以日本的汉方浸膏剂来对应。但本方在药局连锁店有非处方浸膏剂销售。让患者到药局购买服用，是正确的方法。

麻黄汤、桂枝汤、葛根汤、银翘散，都不用通常的用法、用量。首先将 3 包药物用开水溶解，让患者当场服用，然后盖上毛毯，休息 30 分钟左右。非处方药的银翘散中各药用量都很小，1 次少于 4 包的话，就什么效果也没有。1 次服 4 包，薄荷味才终于会起效。无论使用哪个方剂，在出汗后都要好好擦拭身体，身体感觉轻松，可以认为是药物起效的反应。然后，每隔 3～4 个小时再同样用开水溶解 3 包或 4 包银翘散服用。

在使用麻黄汤、桂枝汤、葛根汤时，要指导患者注意保暖、休息，出汗时要换衣服。服桂枝汤后，要进食热粥或热的乌冬面，但服葛根汤、麻黄汤则没有这样的要求。银翘散是清热之药，所以本来就没有"身体保暖"的要求。就这样让患者服用 3 次左右，如果还不愈的话，再多服药也是浪费，需要重新诊断。

以上是一般感冒、流感、新型冠状病毒感染各病初期轻证的治疗方法。但是，到医疗机构就诊的患者，还是以迁延不愈者为多，如咽炎、支气管炎、热退后又升高、伴有消化道症状等。《伤寒论》将以恶寒为起始的病态总称为"伤寒"，并将其经过分为太阳、阳明、少阳、太阴、少阴、厥阴6个阶段（六经），详细地讨论其处理方法。具体内容将在"中医学道场3"中解说，这里就若干重要方剂加以介绍。

（7）小青龙汤

组成：麻黄、桂枝、半夏、干姜、细辛、五味子、芍药、炙甘草。

主治：风寒束表，水饮内停，或痰饮咳喘。

所谓风寒束表、水饮内停，是指出现恶寒发热、无汗、湿性咳嗽、痰稀薄、水样鼻涕等症状者。所谓痰饮咳喘，可以直接理解为喘息发作。在感冒时出现大量鼻涕和稀痰，以及花粉症、哮喘发作之时，可用该方顿服治疗。与吸入β受体激动剂相同，该方具有速效性，但并不能完全治愈呼吸道的慢性炎症，说到底只是一种对症疗法。

【处方例2】

小青龙汤9g，每餐前服用。

【案例5】

笔者曾对3月份前后发生的杉树花粉症的患者用过此方。此外，2月份天气寒冷时的花粉症患者用麻黄附子细辛汤，进入4月份天气变暖后的花粉症患者使用荆芥连翘汤。如果没有其他症状，仅因花粉症而鼻塞严重者，激素滴鼻最为有效。

（8）小柴胡汤

组成：柴胡、黄芩、人参、半夏、炙甘草、生姜、大枣。

主治：少阳半表半里证。

感冒不愈，经过数日后，发热反复升降，感觉恶寒与发热交替出现（往来寒热），伴有胁腹胀满、胸闷、食欲不振、恶心、口苦等消化道症状。脉弦，即如弓弦拉开一样紧张。这是伤寒病由初期的太阳病期，向少阳病期转变的征兆。此时用小柴胡汤。因其适应证与急性肝炎某一时期的症状相似，所以本方曾被滥用于肝脏疾病，因引发间质性肺炎而广为人知，现在不太使用了。但在出现上述症状时，不用小柴胡汤就不能治愈。在伴有咽炎时，使用加入桔梗和石膏的"小柴胡汤加桔梗石膏"。伴有浮肿和水样便时，使用加入五苓散的"柴苓汤"。胸闷、咳嗽、咳痰、恶心、呕吐等痰湿症状较重时，使用加入半夏厚朴汤的"柴朴汤"。

【处方例 3】

发病 3～4 天的咽炎，未见有细菌感染引起化脓者，用小柴胡汤加桔梗石膏 7.5g，每餐前服用，共用 5 天。

（9）麻杏甘石汤

组成：麻黄、杏仁、石膏、炙甘草。

主治：外感风寒，肺热。

一言以蔽之，此方是治疗支气管炎的药物。症见发热、咳嗽、呼吸急促、呼吸困难，甚则鼻翼扇动，无论有汗、无汗均可。加桑白皮而成的五虎汤，也基本与本方相同。痰多者，用五虎汤与二陈汤合方，即五虎二陈汤。

【处方例 4】

对伴有剧烈咳嗽和脓性痰的急性支气管炎患者，用五虎汤 10g、二陈汤 10g，每餐前和睡前服用，共 7 天。头孢氨苄胶囊 3 个，分 3 次服。

有些人认为，即使是细菌性支气管炎也不需要抗生素，但是在一般诊疗中，很难做到这一地步。

（10）防风通圣散

组成：荆芥、防风、麻黄、大黄、芒硝、白术、桔梗、黄芩、甘草、石膏、滑石、山栀子、芍药、川芎、当归、薄荷、连翘、生姜。

主治：辛温解表，清热解毒。

此方前已做过说明，故这里不再重复。希望大家能够再次认识到，本方原非减肥药。观其组成，有滑石、黄芩、甘草、桔梗、石膏、薄荷、防风、麻黄等多种清热、解表之药。再说一遍，用于炎症自咽部扩散到支气管之时，是此方本来的用法。

关于小柴胡汤

小柴胡汤可引起间质性肺炎，这大概在准备医师资格考试的过程中，曾经学习过吧。但是，关于小柴胡汤的效果，谁也不知道。仅记住不良反应，而不知道它是一种什么样的药，这不有些奇怪吗?

小柴胡汤的作用有两方面。一是用于上述的伤寒（如同当前的新型冠状病毒感染）少阳病期。即伤寒有所进展，发热，体温时高时低，反复发作，胸胁胀满不适。在伤寒病的这一阶段，即少阳病阶段，其他还可见咳嗽、食欲减退、目眩等症状，但这些症状全部出现的机会很少。发热和恶寒反复出现，即所谓"往来寒热"是其最重要的特征。本方用于这一短时期（不超过 1 周）的中间阶段。这是小柴胡汤本来的用法。二是后世发挥的，用作受到应激刺激时的代表药。在抑郁、烦躁、易怒、口苦、胁腹疼痛、睡眠不佳等应激性症状的基础上，又出现精神不振、没有食欲、容易疲劳等体力下降的症状时，用本方治疗。

中医学道场 3：六经辨证

六经辨证用于伤寒病。所谓伤寒，简单地说是所有以"恶寒"开始发病的疾患，包括了大部分的感染、炎症性疾病。如前所述，以"恶热"症状开始的温病，通常要另论。

伤寒病可根据其发展阶段，分为太阳、阳明、少阳、太阴、少阴、厥阴 6 个阶段（六病位），此即六经。从体温演变与伤寒病分期的关系图，能够更容易地从总体上把握六经的概念（图 18）。炎症性疾病发生的初期，体温很快上升，同时出现恶寒和疼痛者为太阳证；在炎症的极期，稽留热持续阶段为阳明证；炎症迁延或向愈，或体力消耗而炎症减弱，热度时升时降的阶段为少阳证。到此为止，机体抗病反应明显，表现以炎症所见为主。但是，若炎症进一步迁延，使五脏功能受损，功能障碍的症状得以呈现。其中，主要表现为

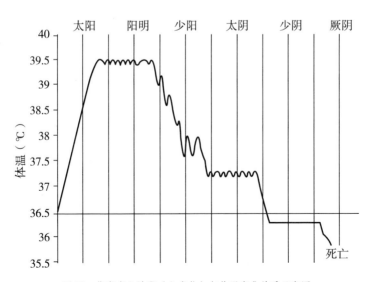

图 18　伤寒病六阶段（六病位）与体温变化关系示意图

脾胃（整个消化吸收功能）受损者为太阴证，发生循环系统异常而出现休克等的是少阴证，所有器官均遭破坏，陷入多脏器功能衰竭者是厥阴证。在炎症性疾病属于伤寒的场合，必须首先把握疾病处于六经中的哪一经。

六经辨证详论于《伤寒论》一书中。《伤寒论》成书于东汉末期，经过多次散佚和重编，最终在宋代被整理大致成形，明代时形成了流传至今的版本。其虽是论述伤寒之书，但《伤寒论》中所列方剂大多又可用于各种慢性疾病、精神疾患，成为方剂学的根本。另外，关于六经辨证，包括日本东洋医学会的《汉方医学入门》在内的多种日本《伤寒论》解说书，都是以太阳、少阳、阳明、太阴、少阴、厥阴的顺序来排列，改变了六经辨证中阳明与少阳的顺序。这是错误的。现代流传最广的《伤寒论》版本，是被称为宋版《伤寒论》的明代赵开美本，此后所有来源明确的版本，其顺序均为太阳、阳明、少阳。改变阳明与少阳顺序的，是昭和时代的汉方医，并非传统的说法。

当然，在临床实际中，六经的顺序既有前后颠倒者，也有直接跨过几个阶段者，甚至也有从少阴开始发生的时候。但是，最后的厥阴阶段暂且不论，《伤寒论》告诉我们，如果是从太阳到少阴的阶段，首先不要搞错疾病的阶段，并详细分析各个症状，再进行适当治疗，疾病就能痊愈。因为是传统医学，所以必须珍惜体现传统的经典。若要修改经典的内容，就应该提出相应的根据。毫无理由地改变经典顺序的事情，笔者不能接受。

第 8 章　病毒性肠炎

本章要点：

★剧烈呕吐、下痢时，先使用五苓散。

★恶心较重而不能服药，可用温水溶解五苓散浸膏灌肠。

★老年人诺如病毒感染相关症状，以静脉输液为好。

此处所说的病毒性肠炎即胃肠型感冒。最近，诺如病毒感染受到关注。如果患者不能饮水，就只能输液治疗，但对于止呕，还有用五苓散灌肠的方法。虽然目前还没有五苓散有效的临床循证医学证据，但关于水通道蛋白的药理机制正在逐步阐明。患者剧烈呕吐、腹泻之时，汉方医要看舌脉，但不会有悠闲辨证的时间。如果症状不很快得到控制，患者就会因脱水而变得无法挽回。若患者尚能饮水，可暂服 1 包五苓散，恶心较重而不能饮用时，将 1 包五苓散浸膏温水溶解，用 5mL 的注射器注入肠中，即可止呕。

不过，从笔者自己的经验来看，对老年人的诺如病毒感染相关症状，若是能输液，还是以输液为好。生牡蛎这种东西，无论多么新鲜也容易造成食物中毒。那是因为患者感染了附着在牡蛎上的诺如病毒。曾经贪吃的我，不管中毒多少次也要吃生牡蛎。有一次，我照例又因吃生牡蛎而食物中毒。

于是，腹泻很严重而叫苦不迭的我，一口气喝了 6 包五苓散。喝完之后，腹泻很快就止住了。腹泻虽止，但总觉腹中难受，好像是胀闷，也似乎腹中有热积聚，总之不适感一直持续。身体想通过腹泻排出去病毒，却因五苓散而停止了。无可奈何之中，想到 50 岁的我大概不会因诺如病毒而死去吧，于是服了安眠药就睡了。第二天早晨我自然痊愈了。如果能摄取水分或进行输液治疗，对诺如病毒引起的腹泻还是不宜止泻的。我是 50 来岁，所以能够自愈，但不知道老年人会如何。希望大家能够明白，腹泻用五苓散的方法，只是在老年人既不能饮水，也无法输液时采取的紧急措施。

【方剂解说】

五苓散

组成：猪苓、泽泻、白术或苍术、茯苓、桂枝。

主治：蓄水（外有表证，内停水湿），霍乱，水湿内停，痰饮。

蓄水是伤寒太阳病期发生的水停，病毒性胃肠炎即是这种病态。霍乱是夏季过食生冷而引起的呕吐腹泻。水湿内停是因脾气虚（消化吸收功能虚弱的状态）而发生的腹泻。

几句题外话，介绍一点临床治疗经验。患急性病毒性胃肠炎时，腹泻充分的人恢复得才好。有时候在炎症尚未痊愈时，腹泻却先停止了，患者表现为腹部胀满不舒，轻度发热，而未充分腹泻，陷入进退维谷的状态。此时，要使用在"便秘"相关内容中介绍的麻子仁丸以泻下。麻子仁丸 2 包，服用 1 次即可。患者出现腹泻后症状会大大减轻。当然，在此过程中必须充分补充水分和电解质。

甘草的药效

芍药甘草汤对下肢抽筋有效，这在日本的骨科医师中广为人知，大家经常使用该方。不过令人扼腕叹息的是，经常看到1日3次、1次1包、共30天等的处方。芍药甘草汤中甘草的用量较多，所以如此处方的话，会引起低钾血症。另外，此方起效很快，所以正确的用法是"抽筋发作时顿服2包"。有的患者"半夜时必会抽筋"，可在睡前服药1次，服后抽筋多不再发生。无论如何，不要以全量、定期的方式处方使用芍药甘草汤。

甘草可引发低钾血症，在相当的范围内已为人所知，但奇怪的是，没有谁知道甘草的效能。这是一种不正常的学习方法。知道是什么药，然后记住其不良反应，这才是理所应当的学习方法。甘草的代表性效能是调理胃肠。首先，汉方医学认为，胃肠状态不佳的话，什么治疗都无法开展，为此而用甘草。其次，甘草如其名，味甘，所以还可以将难以下咽的汉方药变得容易饮用。最后是不太为人所知的作用，甘草也作为清热药，即抗炎药来使用。桔梗汤等方中大量使用甘草，即是其例。所以，"甘草可引起低钾血症的话，去掉它也可以"的说法是不对的。

第 9 章　老年人的疼痛

本章要点：

★循证医学证据虽少，但有效的方剂较多。

★老年人的慢性关节痛，可首先试用葛根加术附汤。

★高血压、快速性心律失常的患者，可用桂枝加术附汤。

★老年人的疼痛麻木，可试用牛车肾气丸、葛根加术附汤，再合疏经活血汤。

对老年人的疼痛，目前尚无具有高质量循证医学证据的汉方药。以"kampo chronic pain"（汉方慢性疼痛）为关键词在 PubMed 上检索，也只见有综述。如果要看综述的话，笔者在此书中所写的内容已很充分，所以尽管是英文的综述，也没有多少参考价值，仅对桂枝加术附汤有小规模的系列病例观察。尽管如此，在实际临床中汉方对老年人的慢性疼痛非常有用。因此，本章基本不讨论循证依据，仅进行方剂解说。

【方剂解说】

（1）葛根加术附汤

组成：葛根、麻黄、桂枝、生姜、炙甘草、芍药、苍术、附子、大枣。

主治：寒湿痹证引起的关节痛、怕冷。

此药有浸膏剂，也收载于医疗保险用药目录之中。无论是类风湿，还是腰椎压迫性骨折，或者是膝关节骨关节炎，只要是老年人的慢性关节痛，都可首先试用此方，可以不考虑证候等。骨科所说的那些"因为年龄产生的没什么办法"、只能处以外贴药和止痛剂的患者，用此方大概有三成的疗效。就像棒球比赛中能达到三成的击球手就是名击球手一样，在年龄因素导致的骨科疾病中，能有三成好转的话，也是很好的成绩。不过，本方含有麻黄，所以那些患有高血压和快速性心律失常的患者需要注意。此时，可以使用下述的桂枝加术附汤。

（2）桂枝加术附汤

组成：桂枝、芍药、大枣、生姜、苍术、甘草、附子。

主治：同上方。

此方用法与上方相同。在骨科，那些"因为年龄没有什么好办法"治疗的患者，又因为高血压、快速性心律失常等而难以使用葛根加术附汤时，可处以本方，可以不辨证而用。

以上两方均可再加用附子末 1g 或 2g。例如，葛根加术附汤 5g、加工附子末 2g，早晚餐后服。另外，麻黄和附子等含有生物碱的药物，在餐后服用吸收更好。

Nakanishi M 等[40]报告，针对患有带状疱疹后疼痛的 15 名老年患者，使用桂枝加术附汤和加工附子末进行治疗，利用 VAS（视觉模拟评分法）进行疼痛程度评价，结果 76.5% 的患者疼痛得到改善。

患者伴有浮肿的话，用桂枝加苓术附汤。但说实话，使用浸膏剂时，该方效果与桂枝加术附汤几乎没有差别。倒不如使用桂枝加术附汤合五苓散。

若患者伴随增龄发生足腰发凉和下肢关节疼痛，可使用在痴呆症中介绍的八味地黄丸和其变化方牛车肾气丸，均可加用加工附子末 1～2g。

（3）牛车肾气丸

组成：熟地黄、山药、山茱萸、泽泻、茯苓、牡丹皮、肉桂、炮附子、牛膝、车前子。

主治：肾阳虚而见腰部沉重、下肢浮肿者。

关于肾阳虚，已在介绍八味地黄丸时做过说明。在肾阳虚的基础上，又有水停（水液的循行不畅），出现腰足沉重酸困、浮肿者，用牛车肾气丸。药厂生产的牛车肾气丸中附子的药效非常弱，所以为了止痛，要加用加工附子末 1～2g，否则就完全没有效果。

【处方例 1】

高龄而见足腰怕冷、腰膝疼痛者，处以牛车肾气丸 5g、加工附子末 2g，早晚餐后服。

在中医学道场"气血津液辨证"中已说明，"血瘀"是因末梢循环变差，因此可出现各个关节的疼痛。此时可以考虑以下方剂。

（4）疏经活血汤

组成：当归、芍药、熟地黄、苍术、牛膝、陈皮、桃仁、威灵仙、川芎、防己、羌活、防风、白芷、龙胆草、茯苓、甘草。

主治：风湿痹，血虚，气滞血瘀。

用于全身关节疼痛、麻木。气血循行不畅（气滞血瘀），引起疼痛和麻木，水液循行也不佳，呈现"湿"的状态，出现浮肿、关节活动不便、四肢沉重酸困等症状，舌色不佳、色淡而有瘀斑等是其标志。本方也可与上述各方合用。

【处方例2】

疏经活血汤5g、葛根加术附汤5g、加工附子末1g，早晚餐后服。

（5）薏苡仁汤

组成：当归、芍药、薏苡仁、麻黄、肉桂、炙甘草、苍术、生姜。

主治：寒湿痹。

用于身体怕冷、浮肿、酸困沉重，伴有疼痛、麻木之时。可与八味地黄丸或牛车肾气丸等补肾阳之药合用。

【处方例3】

薏苡仁汤5g、牛车肾气丸5g、加工附子末1～2g，早晚餐后服。

另外，大概许多人不知道如何区别葛根加术附汤、疏经活血汤和薏苡仁汤。在伴有气滞血瘀时，用疏经活血汤；属于寒湿痹的话，用薏苡仁汤。但实际上两种情况合并出现的患者非常多。老年人的疼痛和麻木，如果症状不太剧烈，就用牛车肾气丸；症状较重的话，试用葛根加术附汤；效果不佳时，加用疏经活血汤。葛根加术附汤与薏苡仁汤合用时，麻黄的量就会过多，不可取。

（6）吴茱萸汤

组成：大枣、吴茱萸、人参、生姜。

主治：肝胃虚寒。

用于有怕冷症的习惯性头痛患者。适用于冬季头痛加重，遇空调冷气会使头痛发作等的患者。另外，下雨前发作的头痛（伴随低气压的头痛）应当用五苓散，而非吴茱萸汤。

【处方例 4】

吴茱萸汤 5g，早晚餐后服；或在头痛将发之前，顿服 2 包。

其他还有大防风汤、二术汤等方剂，但初学者记住以上各方即可。

【案例】75 岁，女性患者。

因慢性头痛而同时服用多种止痛药，但头痛不止，用药量不断增加。盐酸那拉曲坦每日服用 2 次，疼痛依然不止，产生了药物依赖性头痛。处以吴茱萸汤后，止痛药用量逐渐减少，盐酸那拉曲坦减为 1 日 1 次，而且在进一步减少，有时不服药也可。

第 10 章　怕冷症

本章要点：

★一直没有"怕冷症"的疾病概念，但《国际疾病分类第十一次修订本 (ICD-11)》开始承认此病。

★很久以前汉方及中医学就将"怕冷"看成一种病态，并提出治法。

★增龄伴发的"怕冷症"，首选八味地黄丸。

★对于女性的怕冷症，要区别使用当归芍药散、桂枝茯苓丸、女神散和加味逍遥丸。

所谓"怕冷症"的概念，要说清楚是相当麻烦的。

2022 年 1 月起，《国际疾病分类第十一次修订本（ICD-11）》正式生效。直到《国际疾病分类第十次修订本（ICD-10）》都一直未收载的传统医学疾病概念，正式进入 ICD 分类中（传统医学分类，TM1）。其中也有"怕冷症"的项目。

无论 ICD 是否收录，临床上手足怕冷，特别是下半身怕冷的人很多。汉方及其本源的中医学（笔者用的是中医学），自古以来就将"怕冷症"作为一种病态来看待，并且提出了有效的治疗方法。

尽管都称为"怕冷症"，原因却多种多样。服用利马前列素片^① 完全无效的怕冷症有很多，这是因为没有正确诊断其原因。

在 ICD-11 得到普及，将"怕冷症"作为一种疾病后，人们就会对是什么样的"怕冷症"展开研究。但目前尚未达到这种状态。

中医学认为，怕冷症有以下原因。

❶衰老。

❷女性更年期和绝经后雌激素水平降低。

❸年轻但体力不足。

❹情志因素。

上述病因均可引起怕冷症。所以，原因不同，治疗方法也有别。

虽如此，但因为是怕冷症，所以日常生活中要避免寒冷的因素。夏季，如果必须待在有冷气的房间，一定要用腹带、穿厚袜。冬季，要进食能温暖身体的食物。进食辣椒当然也可以，但不耐辣味的人，可以将生姜切片、阴干后，加入火锅中。生姜就是青菜店里销售的新鲜生姜。鲜姜没有温暖身体的作用，而切片阴干后即为"干姜"，温暖身体的作用就变得很强。鲜姜用于去除鱼腥味和预防腐败，而干姜可从内部温暖人体。两者都是很好的生药。

说了半天，还没有进入治疗药物的话题。但是，古时中医就有"名医治未病"的说法，提醒人们在日常生活中注意

---

① 译者注：利马前列素片是一种口服药，每片含利马前列素5μg，具有改善末梢循环、增加血流和提高皮肤温度等作用，用于血栓闭塞性脉管炎引发的溃疡疼痛及冷感等缺血性症状，以及继发性腰脊椎管狭窄引起的下肢疼痛、麻木等自觉症状，可改善患者的步行能力。

保持健康。受怕冷症困扰的人，首先要按照以上方法去实践。

【方剂解说】

（1）伴随增龄发生的怕冷症

方剂：八味地黄丸。

主治：肾阳虚。

因衰老引起的问题，从某种程度上说，是没有什么办法的。但是，我曾经对一位夜晚因脚冷而无法入睡的 80 岁左右的女性患者使用八味地黄丸。当时，我经验尚少，用量为 1 次 1 包，日服 3 次。当晚，患者就因高血压急症而被救护车送去急救。

当时我想这次失败了，就改用了其他药物。但在下次复诊时，患者本人却说，服了那个药之后，血压确实升高了，但脚冷的症状消失，感觉很好。因此，她等儿子儿媳睡着后，就悄悄从书架上拿出被儿子藏起来的八味地黄丸浸膏剂，用舌头舔了 2～3 粒。她觉得这样的话就正好，血压没有升高，脚冷也消除了。她的儿子知道后，很是生气，不知如何应付。

不管怎样，对于伴随增龄而发生的怕冷，第一选择是八味地黄丸。但最好在开始时，让老年患者于睡前服 1 包，然后根据患者的反应逐渐加量。

（2）女性怕冷症之一

方剂：当归芍药散。

主治：血虚，脾虚湿盛。

多数怕冷的患者是女性，所以这里要谈谈女性的怕冷症。很多女性年轻时就开始出现怕冷症。对此，中医学认为，女性因月经多量出血而生寒。血液循环于全身，以维持体温，所以每个月都出很多血的话，很容易出现怕冷症。

因为有血液流失，所以补血即可。补血的基本方剂是四物汤。但是，中医学认为气和血相对成偶、相互为用，所以要补血的话也需补气。此时，方剂是十全大补汤。

单纯补益也是不行的，因为在补益的同时，又须使气血运行。据此，选用的是当归芍药散。此方不仅补血，也能行血。但是，此方补益气血的力量比四物汤和十全大补汤弱。如果仅是由于月经过多引起的怕冷，仅此一方即可。有人在说明当归芍药散的适应证时，说该方适宜于竹久梦二^①画中的女性。这种说法即所谓的"口诀"，被日本汉方界视为瑰宝，但我个人并不喜欢。虽不喜欢，但我还是认为这一说法抓住了该方的特点。

如果是更年期综合征引起的怕冷症，应该选用其他药物，但这里不再叙述。

（3）女性怕冷症之二

方剂：桂枝茯苓丸。

主治：下焦瘀血。

桂枝茯苓丸本非治疗怕冷症的药物。但是，现实中本方经常用于怕冷症的治疗。此方原本是治疗女性生殖系统肿瘤之药，在下腹部可触及肿瘤，有疼痛，伴随有月经不调、痛经时，使用本方。当然，在这种状态下，性激素分泌会发生紊乱，所以会出现上半身烘热、下半身怕冷的现象。由此，也就把此方说成是治疗怕冷症的药了。

老年病的汉方诊疗

---

① 译者注：竹久梦二，本名竹久茂次郎（1884—1934），日本明治和大正时期的著名画家、装帧设计家、诗人和歌人。其《梦二画集·春之卷》中的人物多是肤白体柔、表情哀愁的女性，被称为"梦二式美女"。

其实，笔者并不认为桂枝茯苓丸能够治愈女性生殖系统肿瘤。但是，无论是否因肿瘤所引起，伴随月经不调和痛经而出现的既怕冷又烘热的病理机制大致是相同的，所以现代也将本方用于这种病情。就是说，那些既没有月经不调，也没有痛经的怕冷症患者，不是本方的适宜对象。笔者曾将桂枝茯苓丸试用于怕冷症，从那些没有效果的患者中，可以确认这一点。

（4）女性怕冷症之三

方剂：女神散和加味逍遥散。

主治：气血两虚，气滞，心火旺。

如上所述，桂枝茯苓丸本用于女性生殖器官发生肿瘤、女性激素紊乱之时，而如果没有肿瘤，仅仅是因为更年期综合征、月经不调而发生的烘热怕冷，要用女神散[①]。此时的怕冷是继发性的，而上半身烘热的症状更明显。此方可以认为是治疗更年期发生的烘热怕冷的首选方剂。

方剂：加味逍遥散。

主治：肝气郁结，血虚脾虚，肝热。

女神散与加味逍遥散有什么不同呢？加味逍遥散用于情绪不稳，有精神压力之时。在这种情况下，如果出现月经紊乱，上半身烘热而下半身怕冷的话，就用加味逍遥散。我在东北大学汉方内科工作时，当时的讲师 S 先生只要是女性患

---

① 译者注：女神散（香附、川芎、白术、当归、黄芩、桂皮、人参、槟榔、黄连、甘草、丁香、木香），出自浅田宗伯的《勿误药室方函》。浅田宗伯在《勿误药室方函口诀》中云："此方原名安荣汤，治军中七气之方也。余家用治妇人血症有特效，故今以此名。世所称实母散、妇王汤、清心汤，皆同类之药。"所谓"军中七气"，指战场上士兵发生的喜怒悲思忧恐惊七种情志。此方原用于战时之心身不调，浅田家转用于女性的"血道症"（日本汉方概念，指女性激素波动引起一系列身心症状的病态），故后来此方多用于女性患者。

者就用加味逍遥散，大概疗效很好吧。但如果与情绪不稳、精神压力没有关系的话，就非本方适应证。我想在 S 先生的门诊中，那样的女性患者一定有很多吧。

附记：更年期的症状必定与精神压力相关。所以，就要看是哪方面的原因。若是更年期在先，就用女神散；若精神压力是病本，就用加味逍遥散。但是，实际上这一点区别起来很难。

（5）男性怕冷症

男性中怕冷烘热者很少见，但并非没有。这无疑也是由精神压力引起的。作为公司的中层管理人员，总是被上司唠叨销售额的问题，且又被同事孤立。这样的人会出现怕冷烘热之症。这样的患者，只要上述状况没有改变，基本上不会好转，只是对问题的认识会多少有些变化，所以可处以抑肝散，每次 2 包，早晚各 1 次。但若是长期受精神压力摧残的话，气力和体力之根本就会丧失（中医学术语称为"肾虚"）。所以，要用抑肝散合八味地黄丸，早晚各 1 次，每次服 1 包。用抑肝散，使之能够暂时顶住精神压力；用八味地黄丸，以补充人体元气。如前所述，如果状况没有改变的话，病情就得不到根本解决，多数患者没有办法只能忍受。这种情况并不限于男性。以前，笔者曾给女性企业经营者用过此方，服后病情好转。拼命工作的女强人，精神压力好像很大。

第11章　中暑、脱水

本章要点：

★发生中暑时，静脉补液是最好的方法。

★无法静脉输液时，用白虎加人参汤。

★清暑益气汤是中暑的预防药。

对中暑，人们比较熟悉的汉方药是清暑益气汤。但此方可用于中暑的预防，而不能用于治疗。在发生中暑时，静脉补液是最好的处理方法。然而，老年人出现脱水时，静脉输液就很困难，或者找不到血管，或者刚刚看到的血管马上又跑掉了，有时刚扎上血管就破了。遇到这种怎么也没法静脉补液的中暑患者时，如果事先了解白虎加人参汤，是有益而无害的。

该方由石膏、知母、生甘草、粳米、人参组成。石膏是主药，有清热之效。知母辅助石膏清热。甘草在此方中也用作清热药。甘草中的炙甘草是胃肠药，生甘草则是清热药。粳米就是食用的大米，对以大米为主食的日本人而言没有什么特别的。人参在此方中的作用与其说是补益元气，不如说是为了育阴，即为了滋润身体而用。

【处方例】

在中暑患者无法实施静脉输液时，以白虎加人参汤 2 包，冷水冲服。因为是中暑，所以不用热水溶解冲服，以用冷水大口服下为好。不能服用药粉的人，用糯米纸包裹服用即可。

预防中暑用清暑益气汤，每天早晚各 1 包，也是用水冲服。或许有人会问：难道不是服药时摄取了水分而预防中暑吗？这样的问题还是希望不要再问。因为这是一本关于汉方医学的书。

【方剂解说】

（1）清暑益气汤（《医学六要》方）

组成：黄芪、人参、麦门冬、白术、当归、五味子、陈皮、黄柏、炙甘草。

主治：气津两虚。

用于气与体液成分（津液）均不足（参见中医学道场 1 "气血津液辨证"部分），呈现全身倦怠乏力、口渴发热、脉数而无力等症者。清暑益气汤有两个同名而构成不同的方剂，这里说的是日本的浸膏剂所用的组成。该方以补益气血津液为主，几乎没有清热药，故仅用于中暑的预防，不能用于治疗。

（2）白虎加人参汤

组成：知母、石膏、甘草、粳米、人参。

主治：气分热盛。

该方的说明，已于前述。

中医学道场 4：八纲辨证

前面介绍各种方剂的主治时，已经多次出现虚、寒之类的词语。将疾病状态从虚实、寒热、表里、阴阳四个维度进行解析的，就是八纲辨证。如图 19 所示。

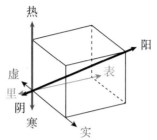

注：虚实、寒热、表里是认识疾病的三个维度。其中虚、寒、里方向综合为阴，实、热、表方向综合为阳。

图 19　八纲辨证示意图

所谓"虚"，即人体中的气、血、津液等的功能降低，分别称为气虚、血虚、阴虚。为何仅仅对津液亏虚的称呼有变化呢？这将在后文说明。所谓"实"，并非体力充实之义，而是说存在着某种病因。中医学将病因称为"邪"，并分为外源性的"外邪"、内源性的"内邪"，以及由生活习惯等原因形成的"不内外因"，但无论何种原因，只要体内有某种病邪存在，就是"实"。因此，"实"也被称为"邪实"。在日本的部分汉方流派，将"实"作为体力充实来理解，但体力充实的话，身体就没有问题，"实"的概念也就没有意义了。另外，无论是中国的经典，还是日本的古典，都没有那样的论述。所谓"体力充实"云云，是昭和时代的汉方医编造出来的说法。

所谓"寒热"，简而言之就是患者本人感觉到恶寒还是发热。寒、热与疾病的种类相关，有时会使治疗有根本的不同。这在前文讨论伤寒和温病的区别中，已有论述。

"表里"表示疾病的进展状态。疾病处于初期，非特异性免疫功能受抑制者为"表"；疾病进展，脏器发生异常者为"里"。表里是相对的，如鼻部症状为主的感冒属"表"的话，咽炎就相对偏"里"，支气管炎为更深的"里"，肺炎是最深的"里"。癌症是初发时就生于"里"的疾病。

"阴阳"是一个高度概括性的概念。一般而言，在所有的自然现象中，能势较高、熵增大的方向为阳，相反则为阴。例如，昼为阳而夜为阴，日为阳而月为阴，天为阳而地为阴。将这一认识应用于气血津液，那么相对于"气"而言，血为物质属阴；津液为液体，自身没有动力，所以属阴之最者。所以，津液的亏虚就称为"阴虚"。即使分辨出阴阳，也并不是马上就能决定治法，但如果错认阴阳的话，就会从根本上做出错误的诊断。

第12章 泌尿系统疾病
（尿频、尿路感染）

本章要点：

★老年人夜间尿频首选牛车肾气丸，但效果还不够满意。

★肾虚遗尿用八味地黄丸。

以 pollakiuria（尿频）、traditional Chinese medicine 为关键词，在 PubMed 检索时，仅有牛车肾气丸用于大鼠的研究数据。以 Pollakiuria、kampo（汉方）检索的话，没有任何文献。以 overactive bladder（膀胱过度活动症）、kampo 进行检索，见有猪苓汤的数据，也是关于大鼠的研究。从本书初版时到现在，这一方面完全没有进展。因此，只好放弃介绍循证医学证据的打算。

夜间尿频经常给老年人造成困扰，治疗第一选择试用的药物是牛车肾气丸，但在笔者的印象中，效果并不太令人满意。此外，比如真武汤、清心莲子饮等方，能够想到的方剂很多，但都没有立竿见影的效果。笔者真实的感想是，还是盐酸丙哌维林比较好吧。那些使用煎剂的医师，肯定会强烈反对。如果用煎剂的话，效果是完全不同的。但是，本书以初学者为对象，不考虑煎药的情况。

不过，笔者也曾经历过少见的显效之例。就在前几天，笔者接诊了一位失眠的老年男性患者，对失眠单纯给予了莱博雷生，又因夜尿多，所以合用了八味地黄丸。我的想法只是配用一点汉方药而已，所以仅处以八味地黄丸早晚各服1包。复诊时患者说："喝了莱博雷生，睡得很好。那个汉方药，服后轻度的遗尿也好了，非常好。"稍有遗尿之事，初诊时患者并未言及。就这样在"不知不觉"中，八味地黄丸对老年人的肾虚产生了效果。

【案例】中年女性案例和老年男性案例。

有一位中年女性，一紧张尿意就无法忍耐，曾用清心莲子饮而有奇效，用牛车肾气丸没有什么效果。

对尿频的老年男性患者处以八味地黄丸时，常有患者悄悄对我说："其实服了这个药后，早晨精力变好了。"或许此药只是对"那方面"有效吧。

老年病的汉方诊疗

第13章 免疫功能降低
（多重耐药菌感染等）

本章要点：

★对全身状态不佳、免疫功能低下的老年患者，用补中益气汤。

★西医学不存在有这种效果的药物。

★补中益气汤对"衰弱"的老年人有效。

补中益气汤的组方意图是增强胃肠消化吸收功能、改善营养状态，同时恢复免疫力、促进慢性炎症的痊愈。因此，本方可用于慢性阻塞性肺疾病（COPD）导致的营养不良、因胃肠虚弱产生的免疫功能下降，以及炎症病变和感染症长期不愈之时。作为老年人常见的病态，在反复发热而疑有感染，并考虑有营养不良和免疫力降低的背景时，用此方治疗。西医学中不存在这种功效的药物。

老年患者中，多见全身状态差、免疫力低下、多重耐药菌难以消除、肺炎及尿路感染反复发作者。此时，即使使用抗生素进行治疗，也难以解决体力下降的根本问题，就连西医师也不得不用"全身状态不佳""没有体力"等令人不知如何定义的说法。这就是所谓的"衰弱"患者。用于这种情况的汉方方剂，正是补中益气汤。

【循证医学证据】

关于补中益气汤，高山教授和北原教授最近发表了具有划时代意义的论文。他们将"衰弱"的老年人，分为补中益气汤服用组和未服用组，进行了回顾性比较研究，结果显示，补中益气汤服用组患者体内的耐甲氧西林金黄色葡萄球菌（MRSA）减少且具有统计学意义。目前，由于临床研究法的关系，前瞻性研究的实施非常困难。此项研究虽为回顾性分析，但首次切实地证明了补中益气汤能够减少MRSA[35]。

然而，说起补中益气汤，在人们的印象中像是一个体弱之人改善体力的药，但补中益气汤的由来完全不同。

【方剂解说】

补中益气汤

组成：黄芪、炙甘草、人参、当归、陈皮、升麻、柴胡、白术或苍术（有的制药公司用苍术，有的制药公司用白术，白术才是原方所用）。

主治：气虚下陷，气虚发热。

补中益气汤被称为身体瘦弱、无精打采之人的营养饮料，这一形象与本方气虚下陷的主治相合。但是，李东垣创制补中益气汤时，伴有消化道症状的感染症流行。李东垣在《内外伤辨惑论》中曰："苟饮食失节，寒温不适，则脾胃乃伤；喜怒忧恐，劳役过度，而损耗元气。"又曰："脾胃之气下流，使谷气不得升浮，是生长之令不行，则无阳以护其荣卫，不任风寒，乃生寒热，皆脾胃之气不足所致也。"此乃补中益气汤的方意，所谓"气虚发热"即是这种状态。就是说，在人体卫气亏虚时，发生感染症而发热，治疗须在补气的同时，祛除外邪。

在"衰弱"的老年人中，由于免疫力低下，常常因 MRSA 等毒力较弱的病菌引发肺炎和尿路感染。治本之策，就是使用本方。相关循证医学研究的证据，已于前述。

【处方例】

补中益气汤，每餐后服 1 包，日 3 包。

小专栏 8

汉方对慢性疲劳综合征有效吗？

经常听说用补中益气汤治疗慢性疲劳综合征，但实际缺乏有效的案例。我在大学时代曾去过的汉方内科，由心理治疗科等处转诊来的患者较多，即使对汉方有所偏好，在我的记忆中也没有见到使用补中益气汤和十全大补汤有效的案例。仅有一例，用了柴胡桂枝干姜汤效果极好，但我不能理解该方的药理药效，因为是在无奈之时试用了该方，所以无法说明为何有效。柴胡桂枝干姜汤用于与精神性压力相关的病态，所以那个患者或许并非真正的慢性疲劳综合征。是否有对慢性疲劳综合征有效的汉方药？笔者不知道。

第14章 老年性皮肤瘙痒症

本章要点:

★老年性皮肤瘙痒症要用当归饮子治疗。

如前所述,老年性皮肤瘙痒症的诊疗指南中举出了八味地黄丸,但我并不相信。我认为,八味地黄丸可温暖机体,相反会加重瘙痒吧。对老年性皮肤瘙痒症,无论如何,都可用当归饮子。此方适宜于那些一入冬就需要涂尿素软膏等的人。从中医学角度来认识,这种情况属于肾阴虚,所以可合用六味丸。但是,即使不用六味丸,仅以当归饮子也基本上能治好。

【方剂解说】

当归饮子

组成: 当归、芍药、川芎、生地黄、白蒺藜、防风、荆芥、何首乌、黄芪、炙甘草。

主治: 血燥生风。

与其考虑"血燥生风"是什么,不如说老年人皮肤干燥、瘙痒,全都是此方的适应"证候"。

【处方例】

当归饮子 5g,早晚餐后服。

第 15 章　脑卒中后的康复

本章要点：

★丹芪偏瘫胶囊在日本只能网购。

这里要介绍的是名为丹芪偏瘫胶囊（英文名 Neuroaid）的中成药。该药未在日本销售，但能找到销售的网站。

丹芪偏瘫胶囊是由黄芪、丹参、牡丹皮、川芎、当归、红花、桃仁、远志、石菖蒲、水蛭、䗪虫、牛黄、全蝎、羚羊角组成的胶囊制剂。针对 605 名患者实施的双盲随机比较试验结果显示，该药能够明显改善患者的脑卒中诊断疗效量表综合功能评分部分[36]。但在另一项针对 1100 名患者的双盲比较试验中，改良的 Rankin 量表评分未见到有意义的差异[37]。上述两项大规模研究的结果不一致。因为我没有实际用过该药，所以很难做出判断。但在中国，无论基础还是临床研究，均有许多数据报告。

第16章 失眠

本章要点:

★老年人与配偶的死别可导致创伤后应激障碍。

★老年人创伤后应激障碍可用酸枣仁汤治疗。

老年人服用三唑仑也不能入眠,有没有好的汉方药呢?有人这样问,我毫不犹豫地给出了莱博雷生。之所以这样,是因为对于老年人的失眠,基本上没有效果很好的汉方药。老年人的失眠,一般都持续时间较长。几十年来一直服用安眠药、安定剂的人很多。苯二氮䓬类的睡眠诱导剂会导致服用者夜间如厕时发生步履不稳而摔倒,所以并非理想的药物,但是要让已经持续服用几十年的人停药,事实上很困难。我本人长年服用苯二氮䓬类药物,并逐渐出现了耐受性,在别人的推荐下,试用了莱博雷生,效果非常好,只是会胡乱做梦。我只做一些无聊的梦,所以并不在意,但也有人因为会做噩梦而讨厌此药。此时我才会想到汉方,但连自己都治不好,也就没有理由认为能治好别人。

抑肝散对痴呆症的昼夜反转现象有效,已于前面的痴呆症部分中论述。对创伤后应激障碍(PTSD),有关于柴胡桂枝干姜汤的小规模随机对照研究报告[38]。但是,该项研究的对象并非老年人，而是成年人。老年人发生的 PTSD，大多是因为与配偶的死别。尽管有循证医学证据的是柴胡桂枝干姜汤，但在老年人与配偶死别而发生该病之时，几乎都是用酸枣仁汤。无论是抑肝散，还是柴胡桂枝干姜汤，方中均有柴胡。许多人反映说，服用含有柴胡的汉方药就会"犯困"。这大概是正常现象吧。像我这种失眠几十年的人，用柴胡一点效果都没有。在老年人的失眠中，有人是因"身体觉冷而不能入睡"。如果老年人仅仅是怕冷症的失眠，那么第一选择是八味地黄丸，必要时可再加用加工附子末。

稍微扯远一些。巴赫有一首名为《哥德堡变奏曲》的名曲，原本是为羽管键琴①写的变奏曲，但现代经常用钢琴演奏。据说此曲是为了治疗哥德堡伯爵的失眠而创作的。但是，听一下格伦·古尔德的著名演奏就知道，此曲非常活跃而富于变化，实在是难以相信此曲能让人入眠。虽是很棒的名曲，但对于哥德堡伯爵的失眠恐怕没有什么效果吧。

【方剂解说】

（1）酸枣仁汤

组成：酸枣仁、炙甘草、知母、茯苓、川芎。

主治：肝血不足，虚火。

症见烦躁，失眠多梦，易醒，心悸盗汗，头晕目眩，口渴等。

中医学的"肝"相当于情绪和植物神经系统的中枢，而"心"则主司意识的觉醒节律，若两脏功能失调，就会引发上

---

① 译者注：羽管键琴是一种16～18世纪盛行于欧洲的键盘乐器，又名拨弦古钢琴、大键琴。

述症状。相较于精神压力，不如说本方更适宜于遭受打击，因悲伤、情绪不稳而无法入眠的情况。在伴有急躁焦虑时，可以合用柴胡桂枝干姜汤。

【处方例1】

酸枣仁汤，睡前服2包。

（2）柴胡桂枝干姜汤

组成：柴胡、桂枝、干姜、天花粉、黄芩、牡蛎、炙甘草。

主治：少阳枢机阻滞，水饮微结。

这里不打算对所谓"少阳枢机阻滞，水饮微结"进行解说。该方本来是伤寒少阳病期的方剂，也能转用于治疗精神疾患。柴胡、黄芩可以安定植物神经系统的中枢"肝"，桂枝改善气的循行（安定精神），干姜温暖胃肠、增进食欲，天花粉、牡蛎用于减缓急躁焦虑状态。该方的原典《伤寒论》中有"心烦"之词，将该方用于心情烦躁、难以安静的状况。

【处方例2】

柴胡桂枝干姜汤2包、酸枣仁汤2包，早晚餐后各服1包。

【案例】震灾后的PTSD。

2011年东日本大地震后，居住在仙台的笔者在持续不断的余震中出现了PTSD。在半夜即使感到轻微的晃动，也会马上惊跳起来，心悸不安，直冒冷汗。于是，我早晚服用柴胡桂枝干姜汤和酸枣仁汤，其后内心就变得非常安稳了。由此也想起了前述的柴胡桂枝干姜汤随机对照试验结果。

第17章 汉方药的不良反应

本章要点：

★关于汉方药的不良事件，尚无证据质量较高的研究。

★经验上广为人知的不良反应需要掌握。

关于汉方药的不良反应，尚无证据质量（quality of evidence，QoE）较高的研究。这是因为，不会有人专门就不良反应进行 RCT 研究。但是，有必要了解一些经验上广为人知的不良反应。大概只要控制好以下情况即可。

1. 含附子制剂（八味地黄丸、术附汤等多个方剂）

附子是植物乌头的子根，其毒性成分为乌头碱，尽管含量不高。乌头碱中毒时，轻者出现口周麻木，重者出现心律不齐、血压降低、呼吸功能障碍。那些控制不良的高血压患者、快速性心律不齐而有寒邪的患者，需要特别注意。

2. 含甘草制剂（约 7 成的汉方浸膏制剂）

长期或过量服用甘草，可引起低钾血症，进而引发高血压、浮肿、心律不齐等。含甘草制剂应避免与西药的袢利尿剂合用，曾有因与利尿药合用，导致患者心衰加重而死亡的案例。

甘草引起假性醛固酮增多症的基本机制是含甘草酸的某些代谢产物等抑制了 11β – 羟基类固醇脱氢酶2（11β –HSD2），使皮质醇在高浓度时转化为可的松（不与盐皮质激素受体结合）的通路不能发挥作用，而不能转化为可的松的皮质醇，通过与盐皮质激素的结合，发挥醛固酮样作用。

总而言之，虽然假性醛固酮增多症的病理机制与原发性醛固酮增多症完全相同，但它并非由醛固酮过多导致。盐皮质激素受体的激活，会导致控制离子和水运输的蛋白质 [主要是上皮钠通道（ENaC）、Na^+/K^+ 泵和血清糖皮质激素调节激酶1（SGK1）] 表达，引起钠的重吸收，导致细胞外容积增加、血压升高，钾排泄增加以维持体内正常的盐分水平，从而产生低钾血症、高血压和浮肿。

然而，最近发现，不仅假性醛固酮增多症，原发性醛固酮增多症也有 10% 以上病例的血钾水平正常；与原发性醛固酮增多症具有相同病理机制的假性醛固酮增多症患者，也不一定出现低钾血症。[39]

因此，仅凭血钾值正常，不能否定假性醛固酮增多症。如果服用含有甘草的中药时出现血压升高，即使血钾正常，也应怀疑假性醛固酮增多症。如果可以停药，就停药并观察血压的变化，以帮助诊断。另外，在中药内服与血压升高的时间关系不明确时，应测定肾素、醛固酮。如果肾素降低，且醛固酮正常或降低，则可确定诊断。笔者最近就遇到过这种由甘草引起的、血钾水平正常的假性醛固酮增多症案例

（目前正在撰写病例报告），在此特予记述。

3. 含麻黄制剂（麻黄汤、葛根汤、麻杏甘石汤、五虎汤等多个方剂）

麻黄含有麻黄碱和伪麻黄碱，摄入过多的话，能引起高血压、幻觉、排尿障碍等。那些控制不佳的高血压、缺血性心脏病及本有排尿障碍的患者，需要特别注意。

4. 含大黄、芒硝制剂

这些药物是强力的泻下剂，过量使用时，当然可因腹泻而致脱水等。还有一点前已述及，大黄的泻下成分是番泻苷，所以长期服用可发生耐受。

5. 含黄芩制剂（小柴胡汤等多个方剂）

单独使用黄芩，有时也会引起间质性肺炎，但与干扰素合用时，引起间质性肺炎的风险升高，所以二者合用是禁忌。但是，原有间质性肺炎的患者，服用含黄芩制剂后是否会恶化，尚无定论。

6. 含山栀子制剂（加味逍遥散等多个方剂）

长期（几年至几十年）服用山栀子，虽罕见但可引起静脉硬化性大肠炎，所以应避免长期服用。

第 18 章　临终期医疗与汉方

本章要点：

★在荷兰，能够合法地选择积极的安乐死。

★如果痴呆症患者本人希望，是否应该认可积极的安乐死。

★所谓积极的安乐死，只是有一定经济条件、能够做出选择的人的话题。

★将脾胃功能不可逆的丧失，作为寿命的尺度。

最后讨论一下临终期医疗与汉方，但并不打算说出"在临终期就用此方"之类的话。

1. 荷兰的积极安乐死

不久前，日本东北大学与荷兰莱顿大学进行了一项联合研究，调查各国民众对老年期痴呆患者实施积极的安乐死的看法。据说在荷兰，在患有痴呆症且尚能做出判断的患者中，有人愿意选择积极的安乐死，且并非一两个人。已有超过 100 位早期痴呆症患者，选择了积极安乐死，实际上也确实如此。实施积极的安乐死的条件是所患疾病没有治疗方法，伴有难以忍受的痛苦且无治疗方法等（不用说，患者本人要有选择能力）。痴呆症确实是没有治疗方法的疾患。尽管能够暂时延缓其进展，但尚未开发出根本性的治疗药物。但是，在被诊为痴呆症的阶段，所谓无法通过治疗消除的难以忍受的痛苦是什么呢？

据研究人员说，选择积极安乐死的患者，大多有看护患痴呆症父母的经历。荷兰人认为，一想到在痴呆症末期，随地便溺，以全程看护的状态生活多年，就是"难以忍受的痛苦"。选择积极的安乐死，在荷兰是合法行为。

因为职业关系，我也常年接诊这样的患者。一想起自己会变成那个样子，就感到瑟瑟发冷，这是事实。如果自己变成那样时，已无判断能力，而自己和他人又什么都不能做的话，那么确定将来会变成那样时，通过医疗手段让自己死去的想法，不能完全予以否定。

2. 笔者父母的情况

但是，请允许笔者在此谈一下我父母的事情。我父母均患痴呆症，现已不在人世了。特别是父亲，在患脑卒中后，阿尔茨海默病加重，有7年时间处于阿尔茨海默病伴血管性痴呆的状态，BPSD（老年期痴呆伴发的精神心理症状）很严重，误吸性肺炎也反复发生，后来是二便失禁、卧床不起，结果因肺炎去世。父亲在我小学六年级时离家出走，与后妻结婚，后妻一直照顾父亲到最后。在父亲去世时，她抱着父亲哭泣。后妻虽也曾因父亲的BPSD而烦恼不已，但最终还是深深地爱着父亲。作为前妻的儿子，我这么说是很客观的，所以肯定没错。

我母亲的症状很奇妙。她去百货店购物，买来的食品堆积如山。尽管家里的冰箱已经装满，里面的食品已经腐烂了，但她还是骑着电动自行车前往百货店。曾发生过出门去却迷路了，流着小便被收留起来的事情。她很固执，拒绝入住养老院，所以长年在家中接受家庭医疗，接受过所有的看护保险服务。她最后变成了如"幽灵"一样的状态，被我弟弟强制送入养老院。令人非常意外的是，之前在家中"异常"的母亲，竟然能与养老院的职员完全融洽相处，变成了一个善良的老婆婆。母亲最终因恶性淋巴瘤复发而死亡，但由肺水肿引发的呼吸困难通过吗啡得到控制，在养老院职员的亲切照护中走得很幸福。在进入养老院之前，母亲的异常言行非常严重，作为亲儿子的我和弟弟曾深为烦恼。母亲在养老院去世时，养老院的职员们都很不舍，这让我很是吃惊。

荷兰人终究是自己的事情由自己来判断吧。他们大概不愿被他人的价值观所左右，即便是父子兄弟。但是每每想起我父母的事情，我就再次认识到人是社会性的存在。即使本人对于随地便溺之事什么也不知道，或者 BPSD 很严重，患者也并非一个人活着。如果有珍惜他、亲近他的人存在的话，此人就是与那些人共同生活在这个世界上的。看护父母的经历让我认识到，到哪里为止是自己、从哪里开始是他人，不能一概而论。对作为社会性存在的痴呆症患者来说，是否因为本人希望，就应该认可积极的安乐死呢？面对这个问题，我不得不感到踌躇。

3. 倒在路边的人

当然，并非无论到哪里、无论是谁都是如此。有一次，我在东京对一位无家可归的人做过死亡确认，是哪个区就不说了。据说东京的无家可归者，很多人就在无家可归的状态下倒在了路边，仅仅东京都内的医疗机构无法全部承接这些人。于是，东京的某区与我工作的东北某医院签约，专门把那些倒在路边、看上去将死之人从东京运来，进行死亡确认。这也是日本的世态。我曾接诊的一个人，在被送过来时已完全是植物人状态了。从身上携带的物品可以知道他的姓名，但其他就什么都不知道了。那是一位只是瞪大了眼睛望着天空的男性，入院没多久就死了。大家什么都不知道。他没有亲人，年龄也不明，因为没有肺炎，所以也无法确定死因。

我叹息了一会儿，做了死亡确认。姓名某某，年龄不详，死亡时间某月某日某时，死因衰老，自然死亡。因为是衰老，患病时间不详。无论如何，作为医师，我认定那个人是因衰老的自然死亡，因此警察就没有到场，像什么事都没发生一样，那个人就被送去火葬了，当然也没有举行葬礼。我不知道那个人的骨灰是怎么处理的，医师对人死后的事毫不知情。

虽然完全不知道这个人经历了怎样的人生，为什么会变成无家可归的人以这样的方式迎来死亡，但在此人的人生中，恐怕没有机会考虑是否应该选择安乐死吧。所谓积极的安乐死等，归根结底是有一定经济条件的、能够做出选择的人的话题。

4. 将脾胃功能的不可逆丧失作为寿命的尺度

中国人好像比日本人干脆利落吧。中国古代医书《黄帝内经》云："人无胃气曰逆，逆者死。"（《素问·平人气象论》）用最直白的话来说，就是"吃不下饭，就完了"。在社会福祉发达的北欧，好像也不搞什么长期经鼻胃管，《黄帝内经》所说也完全一样。就是说，如果自己不能经口摄取食物的话，就到达寿命了。

我曾以使用经鼻胃管一年以上的患者为对象，观察了经鼻胃管是否真的无法拔除，结果有一半的患者都去掉了胃管，我把这一结果写成了英文论文。但是，这篇论文没有受到欧美期刊的重视。有审稿人指出，给长期难以自我摄食的患者插入经鼻胃管的做法，本来就是错误的。论文最终被印度的家庭医学杂志采用了[40]。虽然不了解印度的情况，但印度人似乎理解了这个问题。

中医学中有运气学说。运气学说认为，自然界有一定的法则，人类是自然界的一部分，所以人类也受自然法则的支配。推动自然现象产生的根本是气，人类也必须汲取自然之气才能生存。汲取自然之气只能通过呼吸和饮食，也就是肺和脾胃的途径，所以无论哪一方面停止了，生命也就终结了。从这种认识的角度看，在脾胃功能丧失而不可逆转的阶段，人的生命也就结束了。此即所谓"人无胃气曰逆，逆者死"。北欧人、古代中国人实际上都是这么认识的。

鉴于治疗痴呆症药物的开发屡屡失败，必须为医疗画一条线，比如当脾胃功能衰败到不可逆转、无法维持生命的阶段，就将其视为完成了一个生命过程。笔者认为，这种认识在日本今后也应该成为主流。

不管怎样，西医学擅长把五脏分开考虑，所以这方面交给西医学为好。在传统医学方面必须要提出的，应该是运气学说吧。就像我父母的例子一样，人是社会性的存在，即使卧床不起，只要有周围人的关爱就能活下去。同时，人不能脱离自然而生存。天地之气在人体内外交流不止，人才能生存。人是大自然的一部分，当其气不能交流时，人就应该返回到自然，此即寿命。这就是根据运气学说推导出的结论。虽然不是荷兰人那样积极的安乐死，但给那些快到寿命的人插上经鼻胃管，即使是随后会把它拔出来，但把患者限制在床上的做法，真不知道是在干什么。那不能称为医疗，而是拷问。现在日本的医疗已经进入这种状况了，必须在某个地方切断它。

老年病的汉方诊疗

参考文献

[1]Sakisaka N, Mitani K, Sempuku S, et al. A Clinical Study of Ninjin'yoeito With Regard to Frailty. Front Nutr, 2018, 5:73.

[2]Hirai K, Homma T, Matsunaga T, et al. Usefulness of Ninjin'yoeito for Chronic Obstructive Pulmonary Disease Patients with Frailty. J Altern Complement Med, 2020,26(8):750-757.

[3]Takayama S, Arita R, Kikuchi A, et al. Clinical Practice Guidelines and Evidence for the Efficacy of Traditional Japanese Herbal Medicine (Kampo) in Treating Geriatric Patients. Front Nutr, 2018, 5:66.

[4]Appendix - Composition and Indications of 148 Prescriptions. The Journal of Kampo, Acupuncture, and Integrative Medicine, 2005, Special Edition - Current Kampo Medicine, 84-100.

[5]Irifune K, Hamada H, Ito R, et al. Antitussive effect of bakumondoto a fixed kampo medicine (six herbal components) for treatment of post-infectious prolonged cough: controlled clinical pilot study with 19 patients. Phytomedicine, 2011, 18(8-9): 630-633.

[6]Nishizawa Y, Nishizawa Y, Yoshioka F, et al. Efficacy and safety of Chinese traditional medicine, Niu-Che-Shwn-Qi-Wan

(Japanese name: goshajinki-gan) versus propiverine hydrochloride on health-related quality of life in patients with overactive bladder in prospective randomized comparative study [in Japanese]. Kampo New Ther,2007, 16(2):131-142.

[7]Terasawa K, Shimada Y, Kita T, et al. Choto-san in the treatment of vascular dementia: a double-blind, placebo-controlled study. Phytomedicine,1997,4(1):15-22.

[8]Maruyama M, Tomita N, Iwasaki K, et al. Benefits of combining donepezil plus traditional Japanese herbal medicine on cognition and brain perfusion in Alzheimer's disease: a 12-week observer-blind, donepezil monotherapy controlled trial. J Am Geriatr Soc, 2006, 54(5):869-871.

[9]Kudoh C, Arita R, Honda M, et al. Effect of ninjin'yoeito, a Kampo (traditional Japanese) medicine, on cognitive impairment and depression in patients with Alzheimer's disease: 2 years of observation. Psychogeriatrics,2016,16(2):85-92.

[10] Shin HY, Kim HR, Jahng GH, et al. Efficacy and safety of Kami-guibi-tang for mild cognitive impairment: a pilot, randomized, double-blind, placebo-controlled trial. BMC Complement Med Ther,2021, 21(1):251.

[11] Iwasaki K, Kobayashi S, Chimura Y, et al. Effects of the Chinese herbal medicine "Ba-wei-di-huang Wan" in the treatment of dementia: A SPECT cerebral blood flow examination and a randomized, double-blind, placebo-controlled clinical trial for cognitive function and ADL. Geriatrics and Gerontology

International,2004, 4:124-128.

[12]Iwasaki K, Kobayashi S, Chimura Y, et al. A randomized, double-blind, placebo-controlled clinical trial of the Chinese herbal medicine "ba wei di huang wan" in the treatment of dementia. J Am Geriatr Soc,2004,52(9):1518-1521.

[13]Iwasaki K, Satoh-Nakagawa T, Maruyama M, et al. A randomized, observer-blind, controlled trial of the traditional Chinese medicine Yi-Gan San for improvement of behavioral and psychological symptoms and activities of daily living in dementia patients. J Clin psychiatry, 2005,66(2):248-252.

[14]Furukawa K, Tomita N, Uematsu D, et al. Randomized double-blind placebo-controlled multicenter trial of Yokukansan for neuropsychiatric symptoms in Alzheimer's disease. Geriatr Gerontol Int, 2017,17(2):211-218.

[15]Matsunaga S, Kishi T, Iwata N. Yokukansan in the Treatment of Behavioral and Psychological Symptoms of Dementia: An Updated Meta-Analysis of Randomized Controlled Trials. J Alzheimers Dis,2016, 54(2):635-643.

[16] Nogami T, Iwasaki K, Kimura H, et al. Traditional Chinese Medicine, Jia Wei Gui Pi Tang, Improves Behavioural and Psychological Symptoms of Dementia and Favourable Positive Emotions in Patients. Psychogeriatrics,2023, 23(3):503-511.

[17]Cheng CW, Bian ZX, Zhu LX, et al. Efficacy of a Chinese herbal proprietary medicine (Hemp Seed Pill) for functional constipation. Am J Gastroenterol, 2011,106(1):120-129.

参考文献

[18] Yang M, Feng Y, Zhang YL, et al. Herbal formula MaZiRenWan (Hemp Seed Pill) for constipation: A systematic review with meta-analysis.Phytomedicine,2021,82:153459.

[19]Numata T,Takayama S,Tobita M,et al. Traditional Japanese Medicine Daikenchuto Improves Functional Constipation in Poststroke Patients. Evid Based Complement Alternat Med, 2014:231258.

[20]Yoshikawa K, Shimada M, Wakabayashi G, et al. Effect of Daikenchuto, a Traditional Japanese Herbal Medicine, after Total Gastrectomy for Gastric Cancer: A Multicenter, Randomized, Double-Blind, Placebo-Controlled, Phase II Trial. J Am Coll Surg, 2015,221(2):571-578.

[21]Iwasaki K, Wang Q, Nakagawa T, et al. The traditional Chinese medicine banxia houpo tang improves swallowing reflex. Phytomedicine,1999, 6(2):103-106.

[22]Iwasaki K, Wang Q, Seki H, et al. The effects of the traditional Chinese medicine, "Banxia Houpo Tang(Hange-Koboku To)"on the swallowing reflex in Parkinson's disease. Phytomedicine, 2000, 7(4):259-263.

[23]Iwasaki K, Cyong JC, Kitada S, et al. A traditional Chinese herbal medicine, banxia houpo tang, improves cough reflex of patients with aspiration pneumonia. J Am Geriatr Soc, 2002, 50(10):1751-1752.

[24]Iwasaki K, Kato S, Monma Y, et al. A pilot study of banxia houpu tang, a traditional Chinese medicine, for reducing

老年病的汉方诊疗

pneumonia risk in older adults with dementia. J Am Geriatr Soc, 2007, 55(12):2035-2040.

[25]Kawago K, Nishibe T, Shindo S, et al. A Double-Blind Randomized Controlled Trial to Determine the Preventive Effect of Hangekobokuto on Aspiration Pneumonia in Patients Undergoing Cardiovascular Surgery.Ann Thorac Cardiovasc Surg,2019, 25(6):318-325.

[26]Iwasaki K, Wang Q, Satoh N, et al. Effects of qing fei tang (TJ-90) on aspiration pneumonia in mice. Phytomedicine,1999, 6(2):95-101.

[27]Oteki T , Ishikawa A, Sasaki Y, et al.Effects of rikkunshi-to treatment on chemotherapy-induced appetite loss in patients with lung cancer: A prospective study. Exp Ther Med,2016, 11(1):243-246.

[28]Takiguchi S, Hiura Y, Takahashi T, et al. Effect of rikkunshito, a Japanese herbal medicine, on gastrointestinal symptoms and ghrelin levels in gastric cancer patients after gastrectomy. Gastric Cancer, 2013, 16(2):167-174.

[29]Li G, Cai L, Jiang H, et al. Compound Formulas of Traditional Chinese Medicine for the Common Cold: Systematic Review of Randomized, Placebo-controlled Trials. Altern Ther Health Med,2015, 21(6):48-57.

[30]Saito N, Kikuchi A, Yamaya M, et al. Kakkonto Inhibits Cytokine Production Induced by Rhinovirus Infection in Primary Cultures of Human Nasal Epithelial Cells. Front Pharmacol,2021,

12:687818.

[31]Zhao Z, Li Y, Zhou L, et al. Prevention and treatment of COVID-19 using Traditional Chinese Medicine: A review. Phytomedicine,2021,85:153308.

[32]Kubo T, Nishimura H. Antipyretic effect of Mao-to, a Japanese herbal medicine, for treatment of type A influenza infection in children.Phytomedicine,2007, 14(2-3):96-101.

[33]Nabeshima S, Kashiwagi K, Ajisaka K, et al.A randomized, controlled trial comparing traditional herbal medicine and neuraminidase inhibitors in the treatment of seasonal influenza. J Infect Chemother, 2012,18(4):534-543.

[34]Wang L, Zhang RM, Liu GY, et al. Chinese herbs in treatment of influenza: a randomized, double-blind, placebo-controlled trial. Respir Med, 2010, 104(9):1362-1369.

[35]Kitahara M, Takayama S, Akaishi T, et al. Hochuekkito can Prevent the Colonization of Methicillin-Resistant Staphylococcus aureus in Upper Respiratory Tract of Acute Stroke Patients. Front Pharmacol,2021, 12:683171.

[36] Chen C, Venketasubramanian N, Gan R N, et al. Danqi Piantang Jiaonang (DJ), a traditional Chinese medicine, in poststroke recovery. Stroke,2009,40(3):859-863.

[37]Chen CL, Young SH, Gan HH, et al. Chinese medicine neuroaid efficacy on stroke recovery: a double-blind, placebo-controlled, randomized study. Stroke,2013,44(8):2093-2100.

[38]Numata T, Gunfan S, Takayama S, et al. Treatment of

Posttraumatic Stress Disorder Using the Traditional Japanese Herbal Medicine Saikokeishikankyoto: A Randomized, Observer-Blinded, Controlled Trial in Survivors of the Great East Japan Earthquake and Tsunami. Evid Based Complement Alternat Med,2014:683293.

[39]Wu Y, Wu Z, Rao J, et al. Sex modifies the predictive value of computed tomography combined with serum potassium for primary aldosteronism subtype diagnosis. Front Endocrinol (Lausanne),2023,16(14):1266961.

[40]Nogami T, Kurachi M, Hukushi T, et al. Recovery of oral feeding in Japanese elderly people after long-term tube feeding: A challenge in Miyama Hospital. J Family Med Prim Care,2020, 9(8):3977-3980.

参考文献

附表1：对老年人有效的日本医疗用汉方制剂

[引自日本老年医学会编《老年人安全的药物疗法指南2015》（日本老年医学会，东京，2015，有删节）]

汉方制剂	推荐用法	注意事项	文献
抑肝散	用于痴呆症（阿尔茨海默病、路易体痴呆、血管性痴呆）伴发的行为和精神症状中的阳性症状（兴奋、妄想、幻觉等），且非药物疗法及痴呆症治疗药物（胆碱酯酶抑制剂、美金刚，仅限于有适应证的病态）的效果不明显时。本方无效或需要紧急处理时，在对比风险和必要性的基础上，可考虑使用抗精神病药	本方含甘草，要注意低钾血症。有时会引起肝功能损害，虽罕见但有时可加重痴呆症伴有的行为和精神症状。本方主要用于缓解阳性症状，对阴性症状和认知功能无效。老年人用量从1日量的2/3开始；若路易体痴呆的幻视集中出现于夜间，睡前服1日量的1/3也有效。服药1个月左右需测血钾浓度	[5] [6] [7] [8] [9]

汉方制剂	推荐用法	注意事项	文献
半夏厚朴汤	用于脑卒中、帕金森病患者出现的吞咽反射、咳嗽反射减弱，有误吸性肺炎病史或可能发生误吸性肺炎时	过敏（皮疹）	[14] [15] [16]
大建中汤	①腹部术后早期肠道蠕动不良 ②脑卒中患者出现慢性便秘	有发生间质性肺炎和肝功能损害的报告（例数均稀少）	[18] [24]
补中益气汤	用于慢性阻塞性肺病等慢性或复发性炎症性疾病患者，炎症指标及营养状态未改善者	含甘草，注意低钾血症	[25] [26]
麻子仁丸	用于所有的慢性便秘、排便困难	作用平稳，即使是老年人，引起腹泻等的可能性也很低	[17]

参考文献

[5] Iwasaki K, Satoh-Nakagawa T, Maruyama M, et al. A randomized, observer-blind, controlled trial of the traditional Chinese medicine Yi-Gan San for improvement of behavioral and psychological symptoms and activities of daily living in dementia patients. The Journal of clinical psychiatry, 2005, 66(2): 248-252.

[6]Matsuda Y, Kishi T, Shibayama H, et al.Yokukansan in the treatment of behavioral and psychological symptoms of dementia:

a systematic review and meta-analysis of randomized controlled trials. Human psychopharmacology, 2013, 28(1): 80-86.

[7]Mizukami K, Asada T, Kinoshita T, et al.A randomized cross-over study of a traditional Japanese medicine (kampo), yokukansan, in the treatment of the behavioural and psychological symptoms of dementia. Neuropsychopharmacol, 2009, 12(2): 191-199.

[8]Okahara K, Ishida Y, Hayashi Y, et al.Effects of Yokukansan on behavioral and psychological symptoms of dementia in regular treatment for Alzheimer's disease. Prog Neuropsychopharmacol Biol Psychiatry, 2010, 34(3): 532-536.

[9]Monji A, Takita M, Samejima T, et al.Effect of yokukansan on the behavioral and psychological symptoms of dementia in elderly patients with Alzheimer's disease. Prog Neuropsychopharmacol Biol Psychiatry, 2009, 33(2): 308-311.

[14]Iwasaki K, Wang Q, Nakagawa T, et al.The traditional Chinese medicine banxia houpo tang improves swallowing reflex. Phytomedicine, 1999, 6(2): 103-106.

[15]Iwasaki K, Cyong JC, Kitada S, et al.A traditional Chinese herbal medicine, banxia houpo tang, improves cough reflex of patients with aspiration pneumonia. J Am Geriatr Soc, 2002, 50(10): 1751-1752.

[16]Iwasaki K, Kato S, Monma Y, et al.A pilot study of banxia houpu tang, a traditional Chinese medicine, for reducing pneumonia risk in older adults with dementia. J Am Geriatri Soc,

2007,55(12): 2035-2040.

[17]Cheng C, Bian Z, Zhu L, et al.Efficacy of a Chinese herbal proprietary medicine (Hemp Seed Pill) for functional constipation. Am J Gastroenterol, 2011,106(1): 120-129.

[18]Numata T, Takayama S, Tobita M, et al.Traditional Japanese Medicine Daikenchuto Improves Functional Constipation in Poststroke Patients. Evidence-Based Complementary and Alternative Medicine, 2014: 231258.

[24]Yoshikawa K, Shimada M, Wakabayashi G, et al.Effect of Daikenchuto, a traditional Japanese herbal medicine, after total gastrectomy for gastric cancer: A multicenter, randomized, double-blind, placebo-controlled, phase II trial. J Am Coll Surg,2015,221(2): 571-578.

[25]Shinozuka N, Tatsumi K, Nakamura A, et al.The traditional herbal medicine Hochuekkito improves systemic inflammation in patients with chronic obstructive pulmonary disease. J Am Geriatr Soc, 2007,55(2): 313-314.

[26]Tatsumi K, Shinozuka N, Nakayama K, et al.Hochuekkito improves systemic inflammation and nutritional status in elderly patients with chronic obstructive pulmonary disease. J Am Geriatr Soc, 2009,57(1): 169-170.

附表2：对老年人有效但在日本购买困难的生药制剂

[引自日本老年医学会编《老年人安全的药物疗法指南2015》（日本老年医学会，东京，2015，有删节）]

药物	研究结果	注意事项	参考文献
丹芪偏瘫胶囊	预期可恢复脑卒中后遗症的自主功能，改善日常生活动作	脑卒中发病后72小时内服用，有效性未得确认，没有严重不良反应的报告	[10] [11] [12]
加味温胆汤	单用时，对认知功能改善作用与多奈哌齐相近，两者联合使用，可改善认知功能和脑血流	含甘草制剂，需注意低钾血症。仅为煎剂	[2]
复智散	轻度认知障碍患者服用12周后，ADAS-cog（阿尔茨海默病评定量表-认知部分）、NPI（神经精神问卷）和局部脑葡萄糖摄取量显著改善	为含黄芩制剂，需注意	[1]

药物	研究结果	注意事项	参考文献
脂必泰	对有中度至重度心血管疾病风险者，可使血中胆固醇水平显著降低	未报告严重不良反应	[38]
CCH1（人参、干姜、甘草、附子、大黄）	对需要长期看护的老年人的便秘有效	含有甘草、附子、大黄，需注意各药的不良反应	[19]
降浊清肝	降低收缩期和舒张期血压，效果与厄贝沙坦相同。服用5周，腰围明显缩小	无特殊	[39]
安体威	对于出现流感症状及确诊流感的患者，与安慰剂比较，恢复明显加快，症状的严重程度改善50%	无特殊	[28]
连花清瘟胶囊	病程中位数及病毒脱落持续时间中位数与奥司他韦相近，而本药能更快地减轻发热、咳嗽、咽痛、倦怠感	无特殊	[29]

药物	研究结果	注意事项	参考文献
复方丹参滴丸	与亚硝基化合物相比，能显著改善心绞痛症状，心电图也有显著改善	不良反应发生率为 2.4%（情况不详），与亚硝基化合物（不良反应发生率为 29.7%）相比显著减少	[32]
逍遥丸	改善中风后抑郁症状，与氟西汀效果相同	含甘草制剂，需注意低钾血症	[13]
消胀贴膏	外用药，可改善肝硬化腹水	未见不良反应的报告。含沉香、麝香，故价格较高	[20]
糖足愈疡膏	明显改善糖尿病患者的下肢溃疡	无特殊	[21]
仙灵骨葆胶囊	绝经后女性服用 6 个月后，腰椎骨密度显著改善	服用 1 年，未见不良反应	[22]
加味逍遥散	改善功能性消化不良（FD）	日本不认为该药对所有 FD 有效。通常用于精神压力因素较强的 FD。含有甘草，注意低钾血症。含有山栀子，有报告指出长期服用可引起肠系膜静脉硬化性大肠炎	[30]

参考文献

[1]Bi M, Tong S, Zhang Z, et al.Changes in cerebral glucose metabolism in patients with mild-to-moderate Alzheimer's disease: a pilot study with the Chinese herbal medicine fuzhisan. Neuroscience letters, 2011,501(1): 35-40.

[2]Maruyama M, Tomita N, Iwasaki K, et al.Benefits of combining donepezil plus traditional Japanese herbal medicine on cognition and brain perfusion in Alzheimer's disease: a 12-week observer-blind, donepezil monotherapy controlled trial. Journal of the American Geriatrics Society, 2006, 54(5): 869-871.

[10]Siddiqui FJ, Venketasubramanian N, Chan ES, et al.Efficacy and safety of MLC601 (NeuroAiD®), a traditional Chinese medicine, in poststroke recovery: a systematic review. Cerebrovascular diseases, 2013,35 (S1): 8-17.

[11]Chen CL, Young SH, Gan HH, et al.Chinese medicine neuroaid efficacy on stroke recovery: a double-blind. placebo-controlled, randomized study. Stroke, 2013, 44(8): 2093-2100.

[12]Chen C, Venketasubramanian N, Gan R, et al.Danqi Piantang Jiaonang (DJ), a traditional Chinese medicine, in poststroke recovery. Stroke, 2009, 40(3): 859-863.

[13]Li LT, Wang SH, Ge HY, et al.The beneficial effects of the herbal medicine Free and Easy Wanderer Plus (FEWP) and fluoxetine on post-stroke depression. J Altern Complement Med, 2008,14(7): 841-846.

[19]Huang CH, Su YC, Li TC, et al.Treatment of constipation in long-term care with Chinese herbal formula: a randomized, double-blind placebo-controlled trial. J Altern Complement Med, 2011, 17(7): 639-646.

[20]Xing F, Tan Y, Yan GJ, et al.Effects of Chinese herbal cataplasm Xiaozhang Tie on cirrhotic ascites. Journal of ethnopharmacology, 2012, 139(2): 343-349.

[21]Li S, Zhao J, Liu J, et al.Prospective randomized controlled study of a Chinese herbal medicine compound Tangzu Yuyang Ointment for chronic diabetic foot ulcers: a preliminary report. Journal of ethnopharmacology, 2011, 133(2): 543-550.

[22]Zhu HM, Qin L, Garnero P, et al.The first multicenter and randomized clinical trial of herbal Fufang for treatment of postmenopausal osteoporosis.Osteoporos Int, 2012,23(4): 1317-1327.

[28]Wang L, Zhang RM, Liu GY, et al. Chinese herbs in treatment of influenza: a randomized, double-blind, placebo-controlled trial. Respiratory medicine, 2010,104(9):1362-1369.

[29]Duan ZP, Jia ZH, Zhang J, et al.Natural herbal medicine Lianhuaqingwen capsule anti-influenza A (H1N1) trial: a randomized, double blind, positive controlled clinical trial. Chin Med J (Engl) , 2011, 124(18): 2925-2933.

[30]Qin F, Huang X, Ren P.Chinese herbal medicine modified xiaoyao san for functional dyspepsia: meta-analysis of randomized controlled trials. J Gastroenterol Hepatol, 2009, 24(8): 1320-1325.

老年病的汉方诊疗

[32]Wang G, Wang L, Xiong ZY, et al.Compound salvia pellet, a traditional Chinese medicine, for the treatment of chronic stable angina pectoris compared with nitrates: a meta-analysis. Med Sci Monit, 2006, 12(1): SR1-7.

[38]Xu DY, Shu J, Huang QY, et al.Evaluation of the lipid lowering ability, anti-inflammatory effects and clinical safety of intensive therapy with Zhibitai, a Chinese traditional medicine. Atherosclerosis, 2010, 211 (1): 237-241.

[39]Tong XL, Lian FM, Zhou Q, et al. Prospective multicenter clinical trial of Chinese herbal formula JZQG (Jiangzhuoqinggan) for hypertension. Am J Chin Med, 2013, 41(1): 33-42.

修订版后记

　　笔者曾以参与日本老年医学会诊疗指南的制订为契机，编写并出版了《老年病的汉方诊疗》一书，本书是对其进行大幅修订而成。原书写于 2016 年，当时对以后的汉方循证研究会增加多少抱有期待，但实际检索发现，截至目前并未增加很多。本次修订虽然介绍了一些新的证据，但仍远不及中国，甚至被韩国赶超。原书中"衰弱"部分是在最后一章，但由于其后对"衰弱"有了更深的认识，所以本次修订把这一内容放在了最前面。最后一章是临终医疗相关内容，这部分内容笔者深受自己照看父母经验的影响。

　　中医学有几千年的历史（根据计算方法的不同，有说是3000 年，也有说是 4000 年），通过遣唐使传入日本后，在日本也得到发展，距今已有一千几百年了。虽然日本在江户时代诞生了要与中医学划清界限的"汉方医学"，但与本书初版时一样，积极促进本国传统医学发展的潮流并未形成。在此期间，汉方医学的英文论文虽从 1000 篇多一点增加到 2000多篇，但中医学的英文论文从 46000 篇增加到 100000 多篇，两者的差距一直在扩大。关于如何使用汉方的图书，在日本接二连三地出版上市后又消失，没有一本书基于现状认真讨论汉方医学今后应何去何从的问题。难道日本人只要要要小聪明就行了吗？不过，自本书的初版上市，笔者不断敲响的警钟也并非完全白费。无论如何，日本汉方的英文论文也从1000篇增加到2000篇，就是说增加了1000篇，可见在日本各处都有努力奋斗的人。我的头发虽然少了很多，有关汉方的英文论文却增加了。但是，这更多的还是靠一部分人的个人努力，无论是国家还是日本东洋医学会，都有必要进一步革新思想认识。

另外，在日本有关中医学的主要学会是"日本中医药学会"。据说还有一个"日本中医学会"，但规模不太大。

最近，笔者正在读《老中医》小说日文版。这部小说以精准的笔触，细致地描述了传统医学对人们的健康是多么重要，先人们保护并使之传承下来的努力多么令人震撼！

中医、日本汉方本是同根同源，也拥有共同的目标，那就是如何将患者从病痛之中解救出来。让我们携起手来，鼎力合作，共创未来！

岩崎钢

2023 年 8 月